Berthier,

Ysiles d'Aliénés.

1864.

ASILES D'ALIÉNÉS

DE LA FRANCE.

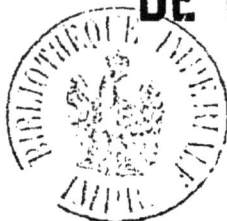

DEUXIÈME SÉRIE,

COMPRENANT

Les Asiles de Rouen, de Montauban, de Bonneval, de Toulouse, de La Charité, de Marseille, de Châlons-sur-Marne, de Privas, de Limoges, de Bourges, d'Auch, d'Orléans, d'Alby, de Blois, de Clermont-Ferrand, de Cadillac, de Bordeaux; et précédée, au choix des souscripteurs, d'une Carte itinéraire des Asiles d'aliénés de la France.

EXCURSIONS SCIENTIFIQUES

DANS

LES ASILES D'ALIÉNÉS,

PAR

LE Dr P. BERTHIER,

Médecin en chef des Asiles d'Aliénés de Bourg (Ain),

Lauréat et correspondant de la Société Médico-Psychologique de Paris, Correspondant de la Société de Médecine pratique de la même ville, Membre correspondant de l'Académie des Sciences et Lettres de Montpellier, de l'Académie impériale de Savoie; des Sociétés de Médecine de Lyon, Bordeaux, Rouen, Grenoble, Chambéry, etc.; Membre du Conseil d'hygiène et de salubrité publiques du département de l'Ain.

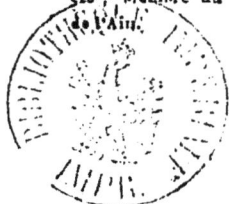

*Tamen aspice si quid
Et nos, quod cures proprium fecisse, loquamur.*

(HORACE. Epître XVII, livre Ier.)

PARIS,
SAVY, RUE HAUTEFEUILLE.

LYON,
SAVY, RUE DU PERAT.

BOURG-EN-BRESSE, IMPRIMERIE MILLIET-BOTTIER.

1864.

La première partie de ces *Excursions* a été diversement estimée ; mal interprétée par les uns, applaudie par le grand nombre.

Me suis-je tenu dans les limites? ai-je rempli mon programme? Il est permis de le croire.

Ennemi de la flatterie comme de l'injure, un narrateur doit rapporter les faits tels qu'il les a vus ou connus. Simple touriste, j'ai écrit de bonne foi. Quelques personnes ont crié à l'omission, à l'erreur. Les erreurs de détail, exceptionnelles, s'expliquent par le titre seul de l'ouvrage. Les omissions, encore plus excusables, portent sur des objets secondaires, ou sur des travaux accomplis depuis l'époque des *Visites*.

L'important, du reste, n'est point d'estomper avec minutie, mais de peindre avec ressemblance ; puisqu'il s'agit moins d'un tableau que d'une esquisse — propre à fournir des éléments de comparaison à l'esprit, et des jalons à l'étude. Quant à la critique, elle est basée sur ce principe : qu'il faut viser à la perfection, et qu'une œuvre, jugée défectueuse, ne l'est souvent que par rapport à l'idéal.

Je continuerai à insérer préalablement ces Notices dans des publications périodiques ; afin que ceux qu'elles pourraient atteindre soient à même de m'adresser des réclamations dont je m'empresserai de profiter :

« Un homme ne doit jamais rougir d'avouer un tort,
« car, en faisant cet aveu, il prouve qu'il est plus sage
« aujourd'hui qu'hier. » (Pope.)

Bourg-en-Bresse, 29 juin 1864.

EXCURSIONS SCIENTIFIQUES

DANS

LES ASILES D'ALIÉNÉS.

ROUEN.

On va bien loin pour admirer des chefs-d'œuvre; l'éducation ne paraît complète qu'après un voyage à l'étranger; le Parisien connaît peu la capitale, la province s'ignore : habitudes et préjugés.

Où peut-on trouver de plus jolis édifices qu'au sein de cette capitale normande qui rappelle les figures légendaires de Frédégonde et de Jeanne d'Arc, et montre des modèles admirables de l'art gothique dans un palais de justice ou des églises en dentelles de chêne, de marbre, d'albâtre? Quant à moi, je reste convaincu que nous n'apprécions pas notre pays; et j'engage mes compatriotes à visiter Rouen, dès qu'ils en auront le loisir et l'occasion.

Ils y verront d'abord ce pont où s'élève la statue de Corneille, qui semble, en regardant l'eau mobile, méditer sur les vicissitudes humaines; la tour de la Grosse-Horloge, qui renferme la cloche du beffroi, ce souvenir caractéristique du moyen-âge; — puis la cathédrale, Saint-Ouen, Saint-Maclou, Saint-Patrice, bijou

de la renaissance; — puis la montagne Sainte-Catherine, d'où
l'on aperçoit une forêt de flèches et de pignons; — le cours ma-
jestueux du fleuve couvert de navires, et des rives vomissant les
éclairs et la fumée; — puis, enfin, des monuments hospitaliers
remarquables, parmi lesquels *Saint-Yon* et *Quatre-Mares*.

Le premier, auquel on arrive soit par la rue Saint-Julien, soit
par la rue Lafayette, était une résidence seigneuriale ayant appartenu, sous Louis XIII aux Saint-Yon, sous Louis XIV à M.
de Bois-Dauphin, qui en fit un monastère. En 1705, un noviciat
de Frères de la Doctrine chrétienne, où l'on séquestrait ensemble
les mauvais sujets et les innocents, s'y établit avec le vénérable
J.-B. de la Salle. La Révolution s'en empare, et, à son exemple,
chaque gouvernement y met la main. La Terreur le convertit en
arsenal; le Directoire, en ambulance; le Consulat, en hospice;
l'Empire, en dépôt. En 1814, c'est un hôpital militaire; en 1821,
un refuge d'insensés..... servant ainsi tour à tour d'abri à la
prière, à la charité, au crime, à la souffrance, à la misère et à
la folie.

Les aliénés de Rouen habitaient la prison nommée Bicêtre et
le *Bureau des pauvres*, où MM. Vingtrinier et Vignier échouèrent
dans de louables efforts.

Lorsque le Conseil général de 1820, sur l'invitation du préfet,
baron Malouet, vota des fonds considérables — 547,800 francs,
— pour une maison destinée à recueillir et à traiter les fous du
département, on choisit l'ancienne abbaye des Religieuses de
Saint-Amand. La mise en adjudication eut lieu l'année suivante;
et le 11 juillet 1825, l'Établissement fut ouvert aux nouveaux
hôtes, qui y entrèrent aussitôt au nombre de cinquante-sept (1).

A dater de cette époque, il passa par différentes phases, qui
furent comme des étapes dans son existence, des marches suc-

(1) Consultez les intéressantes statistiques de M. le docteur de
Bouteville, 1835-1845.

cessives dans la voie de l'amélioration et du progrès. Modifications, réformes, développements, s'y introduisirent sous l'inspiration féconde des hommes appelés à le diriger, de MM. FOVILLE
et PARCHAPPE, entre autres, qui y préludèrent à leur renommée.

La Seine-Inférieure peut donc se glorifier d'avoir, par son
initiative, consacré les plans d'ESQUIROL : cour carrée, construite
sur trois côtés de bâtiments à un étage, et fermée sur le quatrième par une grille à claire-voie avec portique intérieur
couvert.

Placé sur une surface plane, à l'extrémité occidentale de la
ville, sur la rive gauche de la Seine, il représente aujourd'hui
une pyramide ayant à son centre un carré flanqué d'une chapelle.

Le directeur loge dans la façade qui regarde la porte d'entrée,
le médecin en chef et les internes de chaque côté de celle-
ci. La pharmacie, la lingerie, la cuisine, occupent le rez-de-
chaussée, l'étage, les caves..... Reste à savoir jusqu'à quel
point est heureux l'emplacement d'un souterrain pour les préparations culinaires, par rapport aux exigences du contrôle.

Son aspect est trop claustral. Il y a là huit cents femmes très-
souvent agglomérées, des salles assez exiguës, quelques murailles lézardées, une centaine de *galeuses;* et une foule de paralysies générales qui résultent des abus alcooliques, la plaie des
cités manufacturières.

L'ivresse chez les hommes est laide, chez les femmes elle est
hideuse. Que les philanthropes réfléchissent, et cherchent un
moyen propre à y remédier. Ne pourrait-on pas, — puisque le
sexe faible est parfois obligé de s'asservir aux labeurs excessifs
de l'industrie, — distribuer à ces malheureuses, dans les intervalles des repas, des boissons toniques ou stimulantes qui, tout
en satisfaisant le goût, apaiseraient la soif, réconforteraient l'or-
ganisme et se substitueraient avec avantage à l'eau-de-vie?

Ce qui m'a surpris — ayons le courage de le dire — c'est de
voir un banc de siéges percés et trente cellules (non compris les
chambrettes) dans le service du plus grand admirateur de

CONOLLY. Le Dr MOREL n'est point administrateur, il est vrai. Mais ne pourrait-on pas lui faciliter une plus large application des principes dont il s'est constitué le propagateur, avec un talent et une plume dignes d'envie ? Peut-être même un peu de sainte colère obtiendrait-elle l'agrandissement de la cour des Malpropres, et des Sœurs de Saint-Joseph (de Cluny), une interprétation plus intelligente de ses doctrines.

Il est fâcheux que la surveillance de ces préposées ne s'exerce pas dans de meilleures conditions ; car elles couchent dans des chambres attenantes aux dortoirs, dont elles sont presque complètement séparées, comme chez la plupart des Communautés.

A part ces désavantages, on voit d'excellentes choses dans cet Asile : des lits de gâteux bien imaginés, composés d'un drap, de zostère, de deux tringles, d'un vase de zinc ; des latrines, simples cornets de fonte qui permettent difficilement aux malades d'y mettre les pieds et de les souiller ; des vases de nuit de gutta-percha, d'un facile nettoyage et pouvant être mis entre les mains des briseurs et des turbulents ; des infirmeries très-propres, convenablement aérées, suffisamment étendues, ayant un certain cachet d'élégance.

Mais la partie capitale, ce sont les préaux et les pensionnats. Avec quel art on dispense aux aliénés ce luxe de verdure, de promenoirs et d'ombrages dans plusieurs cours, où poussent jusqu'à des peupliers ! Les logements des classes supérieures sont très-confortables, et tenus avec un soin qui honore la maison. Rien ne manque pour adoucir les ennuis de la captivité, déguiser la monotonie de l'existence.

Ceux qui la gouvernent, il est vrai, sont parfaitement secondés, par M. BELART, un Adjoint hors ligne, qui ne peut manquer de voir rejaillir sur lui un peu de l'éclat du maître. L'auteur du *Traité des dégénérescences* n'a nullement besoin de mes éloges ; il est connu dans le monde savant par son vif amour du bien. J'ai éprouvé le regret de n'avoir pu assister à une de ses cliniques, où j'eusse trouvé une circonstance favorable pour m'instruire.

Souhaitons que les anciens projets de la Seine-Inférieure se réalisent, c'est-à-dire que Saint-Yon soit remplacé par un séjour plus conforme à sa destination et aux vœux de la science.

On peut se rendre de Saint-Yon à Quatre-Mares par un chemin direct assez court, mais il faut l'avoir fréquenté. Le plus sûr est de tourner à droite du pont de pierre, de suivre le cours la Reine, de s'enfoncer sous l'avenue de la Poudrière, de traverser Sotteville, et de prendre la route d'Elbeuf pour 5 kilomètres.

L'*Asile* fait face au village, qui occupe la gauche. Situé dans une plaine sablonneuse et sur une pente légère qui embrasse un horizon de collines ou de bouquets de sapins au nord, les perspectives dégagées du chef-lieu au midi, il regarde le couchant.

Sa position, son aspect, sa teinte blanche et rouge, ses maçonneries de briques, lui impriment une physionomie agréable. On y arrive par une large allée de platanes, à travers les pelouses et les massifs. Donner à un hôpital l'apparence d'une villa, n'est plus un problème.

Ce plan a de la couleur et de l'originalité. La conception en est gaie. Tracez un carré, surmonté à ses angles de deux verticales, de façon à imiter les brancards d'une civière (à condition, cependant, que vous ne prendrez pas l'image à la lettre, et que toute idée de continuité sera écartée); puis, supposez un homme au milieu des branches antérieures, pour représenter l'entrée. (1).

(1) Nous prions le lecteur de ne pas être trop exigeant, pour les descriptions géométriques. Si, parfois, nous employons des comparaisons figuratives — même sujettes à contestation — c'est que nous y trouvons un moyen de mieux rendre notre pensée et de la graver dans l'esprit.

Devant lui : les services généraux et administratifs, ayant à leurs côtés les enfants et les vieillards. A sa droite : pensionnaires inférieurs et convalescents. A sa gauche : malades en traitement.

Le premier étage des services généraux contient les salles de surveillance, la lingerie, les infirmeries. Parallèlement à la façade : Malpropres, Épileptiques, Agités. Sur la perpendiculaire qui relie ces parallèles : à droite les pensionnaires riches ; à gauche, les travailleurs. L'habitation du Directeur, à l'écart, laisse libre la vue de l'édifice.

Les cellules, (d'isolement, de force, de séquestration), chauffées au calorifères, au nombre de onze, offrent deux rangées formant coude avec leurs pavillons ; de telle sorte que le bruit est concentré dans les cours, ou renvoyé au loin dans les champs (1). Entre le bâtiment des services et la morgue, sur l'axe principal : la chapelle, en style roman. Six jolis pavillons, destinés aux pensionnaires riches, se construisent au fond de la propriété. Les préaux, tous extérieurs, donnent sur la campagne.

Telle est l'œuvre de M. PARCHAPPE, œuvre d'art et de savoir, qui révèle des connaissances pratiques très-profondes ; et qui, ayant reçu un commencement d'exécution en 1852, pouvait recueillir une partie des hommes, dont le nombre a dépassé les prévisions (près de six cents.)

Il suffit de jeter un coup-d'œil sur son agencement et son organisation pour comprendre l'infinité de détails que comporte une maison de cette espèce, la multiplicité d'études que demande la cure de l'Aliénation. Ramener le malade à la vie de famille, en est le précepte capital. Aussi tout converge-t-il vers ce but. Chacun peut suffire à son ménage : lavabo, vestiaire, chaise, table, entrepôt, évier, dépôt de linge, atelier, rien ne lui manque ; et les réfectoires sont pourvus de tables immobiles de marbre à

---

(1) GUISLAIN voulait également trois espèces de cellules : ordinaires, d'isolement, mixtes.

pieds de fonte, qui permettent de les tenir dans un état aussi solide que propre.

Leur construction matérielle, en un mot, renferme la plupart des éléments utiles ou indispensables à l'accomplissement plein et entier de la vie.

Les cabinets d'aisances, tantôt isolés, tantôt à proximité, tantôt à l'intérieur, sont ainsi disposés qu'ils mettent à l'abri du vent, de la neige, de la pluie ; et qu'il est impossible de les tacher, sans une grande incurie ou une grande malveillance. Les dortoirs, chauffés, n'ont en général que douze lits, ce qui leur donne une facilité merveilleuse de discipline. Les préaux sont spacieux, suffisamment ombragés ; quoique, parfois, trop populeux.

Le pensionnat ne laisse guère à désirer. Il comprend trois classes bien distinctes ; il est pourvu de moyens très-variés de distractions : billard, cercle, bibliothèque.

L'église, d'une élégante simplicité, je dirais presque coquette, possède un jeu d'orgues qui montre un goût prononcé pour la musique, — à laquelle M. Dumesnil, assisté de MM. Viret et Laurent, a imprimé une vive impulsion. Deux *maestri* viennent y enseigner ; et l'on vous régale d'une fanfare, lorsque vous êtes assez heureux pour pouvoir accepter une cordiale hospitalité, dont je remercie personnellement ce dernier à qui l'on ne peut reprocher qu'un excès de zèle. Quant à notre collègue, je lui conseillerai, (puisqu'il en a les moyens, capacité et savoir) d'étudier l'influence de la musique, non point en masse, selon la coutume générale ; mais chez chaque individu et dans chaque genre. Ce serait rendre un immense service à notre thérapeutique, et assigner à cet instrument curateur son rôle véritable.

Un des côtés saisissants est, sans contredit, celui de l'exploitation agricole. Cette campagne si accidentée est parcourue par des Aliénés, dont les uns labourent, sèment, sarclent, conduisent les troupeaux, ramènent les charriots chargés de produits ; dont les autres nivellent le terrain, rapportent les terres, exécutent des travaux de terrassement. L'insensé qu'on arrête pour causer quelques instants avec lui vous parle de ses hallucinations, des sorts qu'on lui a jetés, des ennemis qui l'ont ruiné; mais il retourne tranquillement à sa charrue ou à la récolte de ses légumes (1). Ils ont plus de 30 hectares à cultiver, et une ferme à étables bien fournies, où se voient des types de l'espèce chevaline de la plus belle race.

On se sera peut-être aperçu que je n'ai articulé jusqu'ici que des éloges, et l'on pensera peut-être que la crainte de déplaire doit fermer mes yeux à la vérité. Le caractère élevé des personnages qui pourraient trouver dans mes réflexions un blâme à leur adresse, m'est un sûr garant contre de mesquins ombrages; n'aurais-je pour m'encourager que cette parole de l'IMITATION : *Omnis perfectio, in hâc vitâ, quamdem imperfectionem sibi habet annexam.*

Voici par où pèche, dit-on, Quatre-Mares :

Dans l'ensemble : défaut d'unité, dissémination sans lien. Cela dépend des points de vue auxquels on se place. Dans les détails : absence de préaux pour les aliénés en surveillance, infirmeries dans le bâtiment central, dispersion et profusion des chambres de bains, inutilité d'une section de travailleurs, de malades en traitement, inconvénient du pensionnat entre les indigents et à côté des épileptiques, dangers d'une cour générale pour les Agités, mauvais effet des barreaux aux fenêtres, omission de judas aux portes de chaque cellule, situation insalubre de *quelques* commodités.

Essayons d'analyser une à une ces critiques.

La question architectonique ne nous occupera pas. L'expérience n'a sanctionné encore aucun plan particulier, quoique en ayant beaucoup condamné. Nous demandons, par conséquent, l'autorisation de taire pour le moment nos préférences. Il ne s'agira, ici, que de la classification et des dispositions

---

(1) BRIÈRE DE BOISMONT, *Annales medico-psychologiques,* 1851, page 541.

d'intérieur. J'omettrai, à dessein, ce qui concerne les barreaux ; ils sont provisoires.

Le quartier de surveillance continue est-il nécessaire et sans périls ? Telle est la première idée qui naît à l'esprit du visiteur.

En France, le groupement nosologique n'a pas été accepté ; on a reconnu les avantages du classement rationnel, basé sur le degré de turbulence et de malpropreté. Les gens qui sont l'objet d'une observation incessante sont presque tous des mélancoliques, puisqu'ils sont enclins au suicide. N'est-il pas à craindre que la tristesse ne se fortifie, ne s'alimente d'elle-même ; alors qu'elle est privée des meilleurs moyens de distraction,—tout instrument vulnérant de travail étant exclu, la promenade étant impossible par le manque de préau. N'est-il pas probable que l'imitation — d'une puissance souvent irrésistible chez les tempéraments nerveux — exerce un empire funeste sur des lypémaniaques continuellement réunis, se communiquant par des paroles, des gestes ou des cris, leurs douleurs et leurs tendances ? J'ai vu, à cet égard, des exemples tels que j'évite avec soin de rapprocher les délires de même nature. Il n'est pas rare de rencontrer des sujets impressionnables, qui doivent leur Affection ou leurs crimes à un contact pernicieux. Un gémissement monotone finit par être proféré par plusieurs mono...aniaques dans la même enceinte.

La catégorie en traitement est-elle logique ?

Dès que vous ne voyez plus dans l'Aliéné qu'un malade, ne le supposez-vous pas sous l'empire d'une médication ? La distinction des curables et incurables n'est-elle pas presque partout rejetée ? Et si l'on entend par ce mot ceux qui sont l'objet de soins individuels, peuvent-ils tous profiter du privilége, étant plus de cinq cents personnes non valides ? On ne s'explique pas mieux le quartier des travailleurs, là où l'occupation est un élément fondamental de thérapeutique et d'hygiène.

Abordons l'affaire des bains.

Les principales objections élevées contre leur centralisation se résument ainsi : la réunion d'agités dans une salle commune neutralise l'action bienfaisante par le bruit qu'elle y amasse ; la distance à parcourir pour s'y rendre des quartiers, toujours très-grande, expose à la pluie, à la neige, au froid ; il ne sert à rien de créer des quartiers spéciaux si l'on en constitue qui permettent aux malades venus de tous les sens de se rencontrer ; l'économie de construction et d'entretien, la facilité du service de la salle commune ne paraissent point démontrées.

Une simple réponse ruine ces arguments : La salle commune de bains ne doit servir qu'aux paisibles ou semi-paisibles, puisqu'à chaque division est annexée une petite section de deux ou trois baignoires pour les hommes et d'autant au moins pour les femmes. Et si la salle commune est proche du centre, si des galeries à auvent y conduisent, si le vestiaire est convenablement chauffé, si le baigneur prend les précautions d'usage, les transitions de température ne peuvent être alléguées. Quant à la dépense, nous sommes convaincu qu'elle est moindre avec le système centralisateur. Deux grandes chaudières sont moins coûteuses à entretenir qu'une douzaine ou plus d'appareils qui, en outre, exigent une perte de temps considérable et des réparations bien plus fréquentes. Que si l'eau chaude arrive dans les quartiers d'une chaudière centrale, elle se refroidit presque toujours en chemin, et perd ainsi sa meilleure vertu.

Parlons maintenant des lieux d'aisances.

Est-il préférable d'exposer à respirer un air fétide, des exhalaisons malsaines, ou à recevoir de temps à autre quelques flocons de neige et quelques gouttes de pluie ? Dans le cas où l'on voudrait absolument garantir des intempéries instantanées de l'atmosphère, ne serait-il pas mieux de relier les habitations aux privés par une galerie très-légère et largement ventilée ? C'est l'opinion de la plupart des aliénistes en renom. On peut s'en convaincre en lisant Esquirol, chez nous, et Guislain, à l'étranger. Jamais aucune puanteur ne s'y fait sentir, assure-t-on. Je le crois, mais cette honorable exception confirme la règle — l'installation de ces locaux distante des demeures.

Quant à la position des infirmeries dans le bâtiment des

services généraux et administratifs, elle séduit de prime abord. Les personnes alitées sont voisines des secours médicaux et pharmaceutiques, but primordial de la charité. Pourtant, si l'on réfléchit à l'éloignement de ces pièces de la majorité des autres, éloignement préjudiciable aux maladies aiguës pour lesquelles on recourt généralement à l'infirmerie, au bruit perpétuel occasionné par les allées et venues des employés, des services actifs, des passages indispensables dans cette partie de l'Etablissement, — on tombera d'accord avec nous pour donner le choix à un autre emplacement, tel que celui du milieu des bâtiments hospitaliers affectés à chaque sexe, ou dans un endroit plus à portée si l'un des sexes est exclu.

Je ne dirai rien de la cour des Agités. L'accumulation des aliénés est défavorable en tout point, à plus forte raison s'ils sont turbulents; le tumulte et le délire s'appellent.

En comparant le système des pavillons mixtes (1) que représente Quatre-Mares, avec celui des pavillons isolés dont Auxerre nous offre un type, on voit que le premier a pour lui : — l'agrément de la perspective, les facilités de la vie de famille, les avantages incontestables de la simplicité. Mais le second rend le service hospitalier plus facile, permet à la surveillance de s'exercer dans de meilleures conditions, gagne à l'intérieur la variété et la grâce qui lui manquent comme aspect.

Ils se complètent l'un par l'autre.

(1) Nous voulons dire par ce mot, qu'ils ne sont ni complètement isolés ni continus.

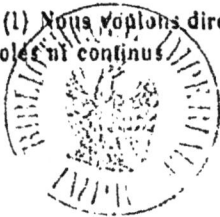

2

MONTAUBAN.

L'ancienne Montalbe (*mons Alba*) est bâtie sur les bords du Tarn, d'où l'on distingue en temps clair les formes fugitives des Pyrénées, et où le culte des sciences a toujours été en faveur.

L'origine étymologique de ce nom, l'aspect tourmenté de cette ville, les pages convulsives de ses annales, sembleraient dénoter un pays volcanique, propre à l'éclosion des cerveaux disposés à la folie. Il n'en est rien, cependant; les Affections mentales y sont plus rares que dans le centre et le nord-ouest, et se comptent, par les statistiques, dans des proportions modestes.

Un joli pont à ogives conduit de la gare à la route de Bordeaux, sur un côté de laquelle se dresse l'hôpital, — composé de deux parties, l'Hôtel-Dieu et le *Quartier*, exposés au couchant à la suite l'un de l'autre, situés sur un sol plat, à base d'argile.

Jusqu'en 1817, les Aliénés avaient eu là le sort qu'ils eurent partout; proscrits, vagabonds, ou ensevelis au fond de tombeaux nommés souterrains, dans lesquels des chaînes les scellaient à des poteaux ou aux murs. Le Conseil général décida, alors, la construction de loges : cabanons étroits et malsains, qui passèrent pour des merveilles.

Mais, en 1845, l'hospice fut commencé, en 1851, livré au département; l'honneur de l'installation réservé au Dr CHAMBERT. Les enlever à leurs bouges, leur accorder une liberté relative, c'était beaucoup sans doute; bien peu encore en présence du dénûment dans lequel ils croupissaient, mal vêtus, mal nourris et mal couchés. Notre confrère se mit donc généreusement à l'œuvre. Malheureusement une administration parcimonieuse ne lui permit pas de réaliser le moindre de ses projets, et il partit au commencement de 1854 vers une contrée plus libérale, — fatigué, non découragé.

M. Baume lui succéda, dans un rapide séjour, après avoir indiqué quelques amélioration.

L'héritage de ce lourd fardeau devait échoir à M. Darnis. L'effectif malade s'élevait à cent dix-huit. Deux garçons, deux infirmières, deux sœurs de Saint-Vincent-de-Paul composaient le personnel de servants. Aucune classification, absence de travail, défaut d'ordre, discipline nulle, le gouvernement livré à l'omnipotence des Religieuses.

Le premier acte du nouveau régisseur fut de demander un surveillant, — qui augmentât le nombre des aides et leur imposât un frein. Peu à peu d'autres furent adjoints, si bien qu'aujourd'hui le chiffre de ces employés est arrivé à vingt-cinq pour près de deux cents aliénés. Félicitons-en chaudement notre collègue. Avec ce cortége d'auxiliaires, il a pu facilement organiser ce qui était, du moins, organisable.

Si j'avais une fortune assez opulente pour me permettre une fantaisie princière, je fonderais une maison de santé où chaque gardien n'aurait pas plus de cinq personnes sous sa responsabilité. Dans ces conditions, soyez-en sûr, les guérisons augmenteraient en sens inverse de la mortalité.

Reconnaissant l'insuffisance des locaux, il profita de l'accroissement successif des pensionnaires pour réclamer une radicale réformation. Les bâtiments agrandis, régénérés ou ajoutés, on s'occupa de l'extension du terrain destiné à l'agriculture. Il ne fallait rien moins que déplacer un chemin de grande voie, pour arrondir une contenance totale de dix hectares.

L'on obtint enfin la nomination d'un Interne.

Mais vous vous tromperiez gravement, si vous croyiez que cela s'est accompli sans obstacles, sans tiraillements, sans hostilités. Peu d'institutions de ce genre ont échappé aux péripéties, passées pour elles en proverbe.

Voyons, maintenant, en détail ce qui a été exécuté.

Les lignes qui dessineront la forme géométrique générale du plan figurent un H complet.

C'est encore un carré central qui rappelle celui de Genève.

Une cour principale très-vaste, et que divise une avenue, sépare les hommes des femmes. Au fond de cette avenue, se trouvent : la chapelle, des parloirs et des salles d'épileptiques. De chaque côté, ce sont : en haut et en dehors, les turbulents; en bas, les paisibles ; plus bas, les gâteux.

Or, plus tard, aux Agités se substitueront les épileptiques, les Agités seront reculés et rejetés en arrière. Les services généraux, actuellement communs avec ceux de l'Hôtel-Dieu, on les remplacera ; et à part, sur le devant, s'érigeront les pensionnats.

Cet Etablissement a du très-bon, quoiqu'il ait manqué au début de direction médicale, et que l'architecte y ait laissé trop prendre le pas à son initiative. Tout nous porte à espérer qu'avec un homme tel que M. DARNIS et un Conseil général favorable, il sera bientôt à même de répondre à sa mission.

Notre collègue a fait beaucoup ; il fera plus, secondé par des Sœurs animées d'un bon esprit et des serviteurs intelligents. Il a pour lui les éléments principaux : une population restreinte, de nombreux gardiens, de petits quartiers. Aussi le succès justifie-t-il les prévisions. A peine quelques malpropres, des décès rares, de fréquentes sorties, des moyens de coërcition appliqués à longs intervalles.

« Je ne voudrais pas que, dans une visite de deux heures, les médecins de fous eussent à en voir plus de deux cents, » écrivait M. Orfila. L'auteur du recensement officiel constate que c'est généralement dans les hôpitaux les moins importants par leur population, qu'on a obtenu le plus de guérisons. Montauban se range honorablement parmi eux ; après Angoulême, Evreux, Bourges et Besançon.

L'opinion du doyen de la Faculté de médecine était celle d'Esquirol, de LEURET, de FERRUS ; c'est encore celle de MM. PARCHAPPE, GIRARD DE CAILLEUX, LISLE, — à peu de différence près (1).

On peut admirer dans chaque aile latérale six jolis dortoirs à

(1) *Lettres sur la Folie*, par le docteur E. LISLE. 1861. Pages 23 et 24.

deux compartiments de douze lits, très-vastes, bien aérés, jouissant d'un bel horizon, et auxquels on aurait peu à reprendre — si des idées trop mesquines n'en eussent écarté le parquet et le plafond, — mais dont le carrelage, à la rigueur, se motive par des exigences climatériques.

Il y a sept cellules, assez mal conditionnées et à volets à coulisse, dans chaque division. La moitié est vide, et l'on se propose d'en retrancher. Il en existait deux fois plus, primitivement.

Les chambres de bains contiennent trois baignoires, enfoncées à fleur de terre.

Les lits de malpropres se composent de trois segments; carreaux bourrés de balles d'avoine, reposant sur une paillasse.

Qu'l dommage qu'une partie de la vue de la section des femmes soit masquée par un dépôt de filles publiques, dont l'habitation s'adosse à celle du directeur! *horrendum dictu*. Et puis, vous saurez que les regards plongent sur deux cimetières, et qu'il est à une faible distance de la caserne, *miserabile visu*. Ce voisinage, cette contiguïté avec l'Hôtel-Dieu, cette difficulté de développement font regretter que le département du Tarn-et-Garonne ne se soit pas arrêté à la pensée d'une construction spéciale.

En tout cas, ce *Quartier* se distingue par une grande simplicité. On croirait à chaque pas se heurter contre des vices, on rencontre presque partout un état satisfaisant.

Quoique peu partisan des *Asiles raccordés*, je le donne comme exemple de l'exception que je choisirais; si l'on me mettait dans l'alternative d'opter entre ce système et un funeste *statu quo*.

BONNEVAL.

Allez là, amis de l'agriculture et du moyen âge ; il y a de quoi satisfaire amplement vos goûts.

C'est d'abord une promenade charmante que vous vous procurerez en effleurant Meudon, où Rabelais exploita sa plus belle cure ; — Bellevue et ses sites remplis de fraîcheur ; — Sèvres et ses changements de décors qui rappellent le Jura ; — Versailles, plein de son palais et de ses bergers à la Vatteau ; — Chartres, qui, avec ses châlets et son poëme de pierre, semble une scène d'optique. Ce sont, ensuite, ces fertiles et giboyeuses plaines de la Beauce, ces champs immenses couverts de gerbes ou de meules de foins, ces interminables routes droites bordées de pommiers ; puis ce monument clérical auprès duquel vont se se délecter archéologues, blasonneurs, fouilleurs de chartes, en un mot les antiquaires.

Bonneval, petite ville d'une délicieuse position, fut une place importante Elle possède encore trois morceaux de ponts qui attestent son ancienneté. Son église et quelques tableaux ont aussi échappé aux outrages du temps et aux ravages de la guerre. Le dolmen que l'on voit sur le chemin de Moriers est connu des amateurs. Mais ce qui l'a rendue célèbre, c'est son abbaye : elle méritait de l'être. Voilà l'idée que je me faisais de la demeure de ces excellents Religieux, retirés du monde, plongés dans la poussière des livres, sans aucun souci de la terre, et cherchant les meilleurs moyens pour les oublier. *Bona vallis, bonne vallée !* Jamais nom mieux applicable. Frais ombrages, rivière poissonneuse, bois animé, nobles ruines, sol plantureux, ciel clair, climat tempéré, gais souvenirs ; — rien n'y manque.

Sans se perdre dans la nuit des temps, son début remonte à une époque suffisamment reculée pour qu'on n'ait pu l'établir d'une manière précise. Les uns la reportent à Louis-le-Gros, d'autres à Charles-le-Chauve, quelques-uns même prononcent la date de Charlemagne. Quoi qu'il en soit, c'était un couvent de bénédictins de la congrégation de Saint-Maur, qui, en 1202, était assez puissante pour que Louis, comte de Chartres, se disposant à partir pour la croisade, vint demander aide à son abbé. Saccagée en grande partie, sous Charles VII, par les Anglais, elle se fit remarquer plus tard par un autre genre de force; restant fameuse entre ses compagnes, jusqu'à ce que la tourmente révolutionnaire eût chassé ses hôtes et renversé ses murailles.

L'Etat s'en était alors emparé, l'avait vendue à un honnête citoyen, lequel en fit une filature, qui devint fabrique de serges, qui devint refuge d'orphelins, qui devint — lui — un *Asile*. La retraite des sages est devenue celle des fous. Et ce n'est pas sans peine que s'est opérée cette transformation successive; on en fut, pendant longtemps, fort embarrassé. En 1842, le département proposa d'y former un dépôt de mendicité, et celui-ci n'avait pu se constituer; en 1843, le conseil général y décida la création d'une colonie agricole, et celle-ci n'avait pas pu survivre; un inspecteur y avait été délégué pour y proposer des aliénés, et l'on n'avait rien conclu.

Tous les essais avaient échoué, toutes les entreprises avaient été tour à tour abandonnées; on s'écriait avec amertume : « L'abbaye, désolée et déchue, se couche peu à peu sous l'herbe où couchaient ses anciens maîtres. La solitude a envahi ses cellules, elle habite les longs cloîtres retentissants et mornes (1). » *Quantùm mutatus ab illo!* Plus de solitude, de silence, d'abandon. L'exubérance de la vie, la mobilité, l'agitation, le délire, peuplent depuis trois années l'antique monastère, et la verdure n'y croît plus que dans les champs ou les bois. Si vous êtes tant soit peu poète, vous éprouverez en l'abordant un sentiment de respectueux bien-être.

Un pont-levis rendu fixe, et un porche cintré flanqué de deux tours rondes crénelées, y donnent accès. La cour principale

(1) LEFÈVRE, *Annuaire de l'Eure-et-Loir*, et *l'Eure-et-Loir pittoresque*, du même auteur.

contraste avec leur sévérité par les plate-bandes pittoresques d'un jardin anglais, au fond duquel des arceaux indiquent l'abbatiale. Cette façade représente aujourd'hui le bâtiment de l'administration, dont le directeur-médecin occupe une trop petite partie. Celle qui lui est parallèle, la façade postérieure, est le bâtiment des services communs, où se trouve la chapelle. Les deux autres, latérales, qui parfont le carré, renferment l'habitation soit des hommes, soit des femmes.

Quand vous pénétrez dans cette cour entourée d'arcs à ogive, et que vous apercevez ces écussons martelés, ces rinceaux dégradés, ces astragales aplaties; quand vous entrez dans ce magnifique réfectoire converti en temple, ou dans ces dortoirs à plinthes sculptées; quand vous montez enfin ces larges escaliers, à rampes ouvragées et éclairés par des fenêtres à vitraux, — vous respirez un parfum enivrant de vétusté qui fait rêver malgré soi aux moines, aux chevaliers, aux pèlerins, à la prière et à la méditation.

On assure que ce séjour excite fortement l'envie, que la place est assiégée. Peut-il en être autrement? Où rencontrer mieux? Proximité de la capitale, dont un chemin de fer abrégera bientôt la distance; les agréments de la campagne sans les inconvénients de la ville; une barque amarrée à la grève, toujours prête à sillonner les trois bras du Loir; du gibier dont on prépare des pâtés..... du poisson comme on n'en mange nulle part..... des caves telles qu'on n'en sait plus construire..... de 115 mètres de long, bien conditionnées et cachées sous les flancs d'une montagne, de vraies catacombes. Vivent les bénédictins! Voilà des gens, au moins, qui comprenaient l'existence, et qui ont dû admettre le *vin théologique*, comme l'appelle le cellier du château de Savigny.

Pourquoi les négociations du cardinal Antonelli n'ont-elle pas abouti, et rendu cette demeure à sa destination primitive!

Non pas que le docteur DAGRON, aussi habile que modeste, n'ait tiré le meilleur parti possible des matériaux dont il dispose Notre confrère a mis à contribution les ressources locales : il a créé une classification pour ses malades, et les a dotés d'un personnel convenable de Sœurs, de gardiens, d'infirmières ; il a organisé des salles de bains où l'eau, qui arrive mélangée dans les robinets, évite les brûlures ; il a institué une fromagerie, une étable, une vacherie, une buanderie, et il n'a — ce qui honore son désintéressement — rien obtenu pour lui-même. En outre, les travaux de sa ferme fonctionnent d'une manière remarquable. Un assolement quadriennal entretient la propriété en parfait état. Potagers, trèfles, sainfoins, carottes, seigles, orges, avoines, blés, marnes, lui sont familiers. Il vous dira ce qu'est une terre meuble, grasse, aride ; un engrais normal ou artificiel ; les litières des races chevalines, caprines, bovines ; les bonnes conditions d'accouplements et de croisements ; ce que rapportent les fumures des céréales, etc., etc., choses si importantes à une époque où l'idée de colonisation est en vogue, où l'élément agricole joue un rôle si important dans l'économie de nos *Maisons.*

Mais, en dépit de son talent et de son zèle, il ne fera jamais de son Etablissement un *asile véritable.* Il parera aux moyens de suicide, il complétera ses catégories, il élargira ses promenoirs, il agrandira la vue de ses préaux, il se procurera l'ensemble des instruments thérapeutiques nécessaires : métamorphosera-t-il, changera-t-il la physionomie mélancolique, l'aspect claustral de cet édifice ? Imprimera-t-il une autre forme à ses chambres et à ses cours ?

Encore une fois, pourquoi les négociations du cardinal Antonelli n'ont-elles pas abouti, et rendu cette demeure à sa destination primitive !

Je ne me plains pas personnellement, Dieu merci, d'une mesure à qui je dois la connaissance d'un homme de bien, d'une enceinte toujours bénie à laquelle j'ai pu dire avec l'auteur des *Odes et Ballades :*

> Adieu, flots purs, berceaux épais,
> Beau vallon où l'on trouve un écho pour sa plainte,
> Bois heureux, où l'on souffre en paix!

TOULOUSE.

L'hôpital général de la Grave (dont la population atteignit le chiffre de 1,300 personnes) possédait un *quartier de force* pour les épileptiques, les filles publiques, les condamnés, les mauvais sujets et les fous. Parmi ceux-ci, les *furieux* — inconnus aux médecins — habitaient de sombres cachots avec les malfaiteurs, attachés ensemble par paires sur des lits en maçonnerie.

La municipalité de 1819 obtint l'extradition des prisonniers et leur transport à la maison centrale de Eisses; puis, l'administration communale ordonna la destruction de ces geôles, en même temps que la construction d'un hospice d'aliénés, — dont l'insalubrité devait être un des moindres inconvénients. Sept ans ensuite, on relia celui-ci à un ancien couvent; et, en 1827, après de nombreuses additions, Delaye organisa le service avec l'aide d'un élève et des Sœurs de charité, qu'il ne put guère compléter avant 1839 (1). Je laisse à penser les abus, les routines, les préjugés qu'il eut à combattre, l'initiative qu'il dut dépenser; car son nom restera un des premiers, entre les plus méritants de nos devanciers. Point d'abri contre les ardeurs solaires, l'intempérie des saisons; des infirmeries encombrées, une mortalité fréquente; sous les combles, des chaînes avec ceintures de fer appendues en permanence aux murailles! Aussi Esquirol, qui relate le fait, appela-t-il de tous ses vœux l'abolition de ce local, et l'érection d'un édifice approprié, qui ne fut cependant obtenu qu'en 1847.

Un *Asile* véritable — inauguré le 5 juillet 1858 — s'élève aujourd'hui pour la Haute-Garonne. On suit l'avenue Morel, qui longe le fleuve, et l'on y arrive après 5 kilomètres de marche.

(2) Lisez le compte-rendu de Gérard-Marchand. Toulouse, 1846.

A droite, — un peu au-dessus de la route de Bagnères-de-Luchon, — sur la commune de *Braqueville*, se dresse un petit village avec clocheton renaissance. Il rappelle l'*Asylum* anglais par ses briques blanches et rouges. Bien groupé, bien coordonné, parfaitement symétrique. Un ruban de 200 mètres, qui forme ceinture, limite ses 25 hectares, dont la plus grande partie est livrée à la culture.

Son plan géométrique figure un long parallélogramme, sur le côté postérieur duquel tombe une perpendiculaire. Les services généraux occupent un carré central, dont un côté est compris dans la façade antérieure. La chapelle et le château d'eau en constituent l'arbalète. Un jet d'eau ornera la cour d'honneur. Deux pavillons gardent l'entrée.

Système des pavillons isolés.

Le défaut capital de cette œuvre est la trop grande étendue. Il y a là quatre cents malades, on en pourrait loger mille (1). Or, cette longueur à parcourir d'un bout à l'autre, cette multiplicité de préaux, de galeries, de couloirs, de divisions, doivent rendre l'inspection difficile. Elle rappelle le cloître, et l'idée de la perte de la liberté. Elle exige, pour la visite, un temps trop considérable. Il faudrait une tour d'observation qui dominât cette enceinte et permit d'y promener les regards, à l'exemple de celles qui existent en Belgique et en Allemagne. D'autre part, des quartiers ont double emploi ; des Agités couchent, si je ne me trompe, dans les mêmes dortoirs que les *gâteux*. Des latrines, enfoncées sous les escaliers, exhalent une odeur infecte, surtout par le vent du sud. Les abat-jour en briques destinés à cacher l'intérieur aux curieux, et qui rendent tristes les salles du bas, disparaîtront avec le temps. Je préférerais, à la place des poêles à balustrades, de petits calorifères, qui ne seraient pas plus coûteux. Enfin le lavoir, élégant sans doute, n'est-il pas trop aéré ? Il est vrai qu'il faut compter avec le soleil du Midi. Quant à la

(1) Au début, l'effectif de la population des fous enfermés, dans le département, était de 80. En 1836, il fut de 293.

dissémination des baignoires dans chaque section, elle tient à un principe qu'il m'est défendu de blâmer ; mais doit, ce me semble, doubler et peines et combustible. L'eau arrive au réservoir par le moyen d'un manége, que meut un cheval.

Chez les hommes, les ateliers, — au lieu d'être distincts, — sont au milieu des paisibles : économie de gardiens. Le travail de couture fonctionne pour le mieux dans chaque ouvroir de femmes, que dirige une Religieuse du haut d'une sorte de chaire. Les uns ressemblent à des chambres d'ouvriers, les autres à une école.

Je ne dirai rien du mur de séparation ni des bariolages de l'église, qui tiennent au goût du pays. Je n'ai jamais vu que le contact des deux sexes dans les temples ait produit de fâcheuses excitations. Il serait, cependant, possible que les natures inflammables du Languedoc......

L'ensemble du monument nous a plu.

Il charme de prime-abord.

Basé sur la pratique, il appartient au genre qui a fourni Auxerre, Rodez, Le Mans, Grenoble, Chambéry.

Ce qui le distingue, c'est une gracieuse simplicité. Peut-être même a-t-on résolu ici le problème de l'emplacement des services généraux et administratifs, ni trop éloignés du centre, ni trop proches des extrémités.

M. le Dr MARCHANT, — ancien adjoint de son prédécesseur, dont il partageait les sollicitudes, — médecin-directeur actuel, est un homme de mérite. Aucun détail ne lui échappe. D'après les statistiques annuelles, près de la moitié de ses clients guérissent. La camisole lui est antipathique. Sa catégorie de turbulents en contient fort peu (de cinq à sept). Une propreté excessive règne dans ses réfectoires, où les tables de chêne reluisent comme des cheminées de marbre. Les dortoirs des pensionnaires de la classe supérieure ont droit à une mention.

Vous avez entendu parler de lui. Méridional dans l'âme, il a eu beaucoup à souffrir. Qui ne connaît ses luttes avec sa Communauté, ses contrariétés avec sa Commission, ses embarras avec ses Internes ? Ces jeunes gens comprennent bien mal leurs intérêts. Que veulent-ils ? Défrayés de tout, à portée de l'enseignement, ayant une résidence convenable, les facilités de la clinique, jouissant de leurs droits universitaires, considérés autrement que des élèves, pouvant s'initier à l'Aliénation et se ménager un avenir; leur est-il donc si difficile de vivre en bonne harmonie, sous l'égide d'un maître qui n'exige, en retour, qu'une conduite morale, une discipline régulière, l'accomplissement de légers devoirs ?

Ce confrère est pourtant très-dévoué, et des plus instruits. Professeur à l'école, il y fait un cours biennal sur les névroses. Il est auteur d'une thèse savante sur les *causes du crétinisme*. Il aime ses malades et en est aimé.

On finit toujours par tomber du côté où l'on penche. Son tort précisément a été d'être trop généreux :

> L'injustice, l'erreur, l'affreuse calomnie,
> Du médecin sensible empoisonnent la vie.

Heureux ceux à qui on peut appliquer ces paroles de M. A. PETIT. Il en fallait quelques-uns de cette trempe, pour que le sort des aliénés sortît victorieux : *Amat victoria curam* (CATULLE).

Il ne reste plus à notre collègue que d'obtenir la concession d'un transport réglementé qui donne au public la faculté d'aller admirer l'ouvrage, et entendre l'ouvrier.

Ne quittez pas Toulouse sans visiter le Capitole, la Bibliothèque, la salle de Clémence Isaure, et le Jardin botanique.

LA CHARITÉ.

Dans le cas où vous arriveriez par le Bourbonnais, je vous
conseille de vous arrêter : à Nevers, dont l'enceinte fut semée
de temples et de couvents, mais où l'on retrouve encore le palais
des ducs et une cathédrale fondée sous Clovis ; à Pougues, où
vous goûterez des eaux minérales froides à base de chaux et de
magnésie, recommandées en boisson dans la gravelle. Ajoutons
que le chef-lieu mentionné a été ravagé par vingt-deux épidé-
mies, connues sous le nom de pestes, de 820 à 1782.

La Charité, petite ville de cinq mille âmes, est une vraie
presqu'île. Bâtie en amphithéâtre, elle trempe ses pieds dans la
Loire. Jugez si les éléments l'ont mieux traitée : dans l'espace
de cent cinquante ans, elle devint six fois la proie des flammes
ou de la foudre. D'où tire-t-elle son nom ? D'un monastère qui,
plus tard métropole, ne comptait pas moins de quatre cents
Communautés, et attirait une foule de pauvres pour les combler
d'aumônes. De là *Caritas*, et de là ses armes : trois bourses d'or,
liées et ampredonnées de même, sur un champ d'azur. Aimable
étymologie et noble écusson.

Sur le quai, près d'une allée de platanes, à l'extrémité du
pays, est un chemin spacieux auquel on a décerné le titre de
place Misère. Son horizon est borné d'un côté par un rideau
de peupliers, de l'autre par un Institut de bienfaisance.

Assis sur un sol marneux, un peu bas, exposé à l'orient, adossé
contre une roche, au niveau de la route, cet Établissement, —
primitivement la propriété d'un seigneur Hyde de Neuville, —
fut vendu à un filateur, et acquis par le département, qui en fit
un refuge honteux d'abord, un quartier d'hospice ensuite. Celui-
ci, reconnu insuffisant pour les Insensés, se convertit en hôpital.
Du reste, tout vous l'apprend : l'enseigne écrite en gros carac-

tères au-dessus de la porte principale et sur la casquette des surveillants, qui n'ont que cet insigne ; les allées et venues des malades, que l'on aperçoit à travers la longue grille du jardin ; la pantomime de ceux qui causent des fenêtres des dortoirs, avec les gens du dehors.

Le directeur habite le n° 67 de la rue attenante ; le receveur, un peu plus loin, au n° 70. Ceci, afin que si jamais vous avez la mauvaise chance de ne pas rencontrer ces fonctionnaires, vous ne soyez point exposé à tomber entre les mains d'une maîtresse Religieuse qui, si elle va en enfer, aura une place de cerbère.

Il m'a fallu deviner l'Asile de la Charité ; ce qui eût laissé supposer, bien à tort, qu'il avait quelque plaie à me cacher. N'était-ce pas vouloir renouveler le supplice de Tantale ? « Il est de la nature de tous les désirs de s'alimenter par la résistance. » (GEORGE SAND.) On viendra me dire maintenant que nos congrégations ne peuvent vivre en bon accord avec leurs médecins ; quand un inspecteur — paix à ses cendres ! — a cru devoir s'en plaindre. Je recommande celle-ci (là depuis 1832) à ses émules de..... Mais pourquoi de la médisance ? Je partage l'avis de M. RENAUDIN :

« Les Communautés sont bonnes ou mauvaises, suivant qu'elles sont bien ou mal dirigées ; et surtout suivant qu'elles restent étrangères aux intrigues qui sollicitent trop souvent leur intervention. Toutes religieuses qu'elles sont, les Sœurs restent femmes. Il faut profiter de leurs excellentes qualités, et prendre des précautions contre les défauts inhérents au sexe. Nos malades aiment et respectent les Sœurs, les familles ont confiance dans leurs soins intelligents ; et, sous certains rapports, elles présentent des garanties sérieuses. Si des abus viennent à se glisser parmi elles, nous en reconnaissons la cause, soit dans la faiblesse de ceux qui les dirigent, soit dans les flatteries que tant de gens leur prodiguent inconsidérément (1). »

(1) *Annales médico-psychologiques*. 1863, page 250.

Le Dépôt, (c'est ainsi que cela s'appelait) se composait d'un carré. On l'a conservé pour y loger : au fond, la Communauté et les services généraux; latéralement, où l'on montre des cachots ayant servi de loges, les pensionnaires, hommes et femmes. En avant, la grande entrée.

De chaque côté de l'ancien édifice, on a construit des pavillons d'inégale hauteur qui en forment deux autres, rejetant les quartiers et en dehors de ce plan, et reléguant la chapelle sur le prolongement postérieur de l'axe principal.

Quant au terrain de culture, il est bon, mais presque nul. Les cours, vastes et ombragées, manquent de vue; les cellules, bien ventilées, sont dallées et sans réfectoire; la cuisine, fort bien tenue, donne sur un préau.

La chapelle est convenable.

Il n'existe pas d'infirmerie générale; une chambre à trois ou quatre lits dans chaque quartier en tient lieu. Les ouvertures ont le tort d'être garnies de fer. Assez bien placés, près des semi-paisibles de chaque division, à portée de tous, les bains m'ont paru seulement incomplets.

Pour les salles de nuit, je sais qu'elles contiennent douze lits.

Ce qui constitue la ferme est un vieux bâtiment caché derrière la section des hommes, et peu distant de l'Eglise. La buanderie se trouve à droite, sur la façade antérieure des femmes pensionnaires, à côté d'un petit pavillon qui équerre avec elle, et renferme une pompe à six bras faisant pendant au concierge.

Ce tableau succinct de conditions salubres et architecturales peut suffire à une stricte curiosité. Quelques imperfections, plusieurs lacunes d'hygiène; partout une louable simplicité. En somme, plus de bien que de mal, tant que l'on se bornera aux Aliénés de la Nièvre, actuellement au nombre de deux cent cinquante; car la moindre extension lui est interdite. On a voulu là, comme dans d'autres localités, profiter de quelques vieilles pierres pour se dispenser d'en trop acheter. Puisse le Nivernais ne pas se repentir d'une combinaison qui, avec le temps et à notre époque est souvent moins qu'économique. Heureusement que l'Allier, l'Yonne, le Cher, le Loiret et la Côte-d'Or, qui l'entourent, sont tous pourvus d'un Asile.

Le petit nombre des assistés, cette entente des éléments laïque et religieux, le naturel doux et paisible des habitants de la contrée concourent à maintenir sous ce toit une harmonie, un ordre, un calme que l'on chercherait vainement sous de plus réputés. Les moyens de contrainte y sont exceptionnels, le chiffre des décès peu élevé, celui des Gâteux très-faible, le mouvement de sortie assez considérable, le travail aussi bien organisé que possible. En outre, M. Bonnet, avec un prix de journée minime (75 centimes), donne à ses malades trois repas par jour, du vin à chaque repas, de la viande trois fois par semaine.

L'auteur d'*Émile* a écrit quelque part :

« Ce qui rend l'homme essentiellement bon est d'avoir peu de besoins, et de peu se comparer aux autres; ce qui le rend essentiellement méchant, est d'avoir beaucoup de besoins et de tenir beaucoup à l'opinion. »

Et moi, je dirai à notre confrère :

« Vous êtes heureux, puisque vous avez su circonscrire votre ambition. Restez comme vous êtes. Toutefois, sans courir après la renommée, ouvrez à deux battants votre porte; parce qu'elle mérite d'être mieux connue. »

Rancune à part, j'approuve les administrateurs, qui ne permettent point qu'on prenne nos retraites pour un but de promenade et d'amusement. Cette pratique, excusable chez les Sauvages de l'Asie ou de l'Amérique, était condamnée déjà par Cœlius Aurélianus, et doit être flétrie au XIXᵉ siècle.

MARSEILLE.

Nous voici dans la Provence, dans l'antique et opulente
Phocée, — avec son port, ses bastides, et ses amandiers..

Marseille, dont le commerce a étouffé la science, s'est toujours
signalée par son dévouement; et la peste, qui l'a vingt fois
ravagée, en rappelle le héros dans l'image de Belzunce. Cependant, elle fut célèbre par son amour des lettres et par son académie. Ce fut elle qui forma ces grammairiens dont Suétone
nous a conservé l'histoire, et qui portèrent les premiers à Rome
le goût de la Grèce, dont elle avait hérité de ses fondateurs. Ce
fut elle, au dire de Strabon, qui adoucit les mœurs des barbares
en les initiant à la philosophie et à la littérature. Ce fut à son
exemple, que les principales villes des Gaules entretinrent leurs
crateurs et leurs médecins aux dépens du public.

Mais si elle déchut pour la science, elle ne dégénéra point par
'a charité; et l'on retrouve, dans ses archives, des traditions assez
belles pour faire envie aux plus fières. Ainsi dès 1600 nous
voyons paraître — sous la direction d'un prêtre — un hôpital
d'Insensés; alors que ces infortunés n'ont encore nulle part
d'abri sûr en France. Cet hôpital, sujet à de nombreuses vicissitudes, fut fixé plus tard, sous le vocable de saint Lazare, dans
une ancienne maladrerie, (le long de la route d'Aix, à l'entrée de
la cité); dont les lettres patentes de 1698 arrêtèrent le règlement.
Fodéré l'honora de son passage.

Ce qu'il était sous la Restauration, le voici : deux préaux,
entourés de bâtiments à un ou deux étages, avec deux arbres et
une fontaine; un amas, ou une suite non interrompue de cellules; une cuisine, une buanderie et une lingerie; le tout plus
ou moins coordonné.

Plus tard, Saint-Lazare ne suffit plus ; on disposa Saint-Joseph

— dans le faubourg de ce nom — pour les idiots, les épileptiques et les tranquilles.

Appréciant la mauvaise condition de ces hospices, l'administration conçut en 1823 le projet de fonder un nouvel établissement. Elle mit au concours le plan d'un programme, dont l'exécution — approuvée en 1830 — fut ajournée par les événements politiques, et commencée définitivement en 1833. On n'attendit pas néanmoins pour nommer un personnel dirigeant, qui fonctionna le 1er janvier 1841 dans les deux dépôts. Des difficultés survenues entre la ville et département suspendirent, il est vrai, ces travaux pendant plusieurs années; mais ceux-ci n'étaient pas achevés, que s'opéraient l'évacuation des vieux refuges et la translation au nouveau. Il était temps.

Saint-Lazare lézardé, étançonné, menaçait chaque jour d'écraser ses hôtes; et Saint-Joseph ressemblait à une maison de détention. Les détails qui suivent émanent d'un témoin digne de foi (1). Des cellules glaciales et privées de lumière servaient de chenil à deux ou même trois malades; sans excepter les cabanons souterrains, espèces de repaires où couchaient sur un tas de paille les plus tapageurs, les plus méchants, *ceux qui incommodaient par leur bavardage.* Plusieurs, par suite de l'inflexion et de l'ankylose des membres, se voyaient réduits à l'état de culs-de-jatte. Cordes, chaînes, menottes, entraves, carcans, étaient les moyens de contention usités. Les Malpropres gisaient sur une litière à moitié pourrie, pêle-mêle, dans les salles basses; ou dans des cahutes sans air, visités par les rats, leur société la plus habituelle et la plus inoffensive. En pénétrant le matin dans ces réduits délétères, on était tellement impressionné par leur atmosphère fétide qu'on était en quelque sorte asphyxié. Quant aux autres patients, ils juchaient sur des tréteaux de bois vermoulus et remplis de punaises..... La plupart marchaient nu-pieds, faute de souliers, et vêtus de lambeaux. Les Religieuses et les servants n'en connaissaient beaucoup que par

(1) Aubanel. Compte rendu de 1850, pages 12 et suivantes.

leurs prénoms, quelquefois seulement par des sobriquets. On avait vu un employé, à l'occasion d'un décès, être obligé de recourir à la famille présumée du défunt pour s'assurer de son identité; on avait vu un malade ne pouvoir être reconnu que par voie d'exclusion!! Les malheureux ne prenaient point de repas en commun. La nourriture, mise sur un plat, était délivrée à chacun en portions égales. Au moment de la distribution, ils venaient tour à tour prendre leurs rations, puis, semblables à des brutes, allaient manger séparément dans les cours et dans les couloirs, — les plus hardis dérobant la pitance des autres, quelques-uns ne se présentant pas pour prendre leur part, un très grand nombre répandant les aliments à terre ou sur leurs habits..... En voilà déjà trop pour caractériser cette époque.

M. AUBANEL — un des plus laborieux représentants de la science aliéniste, l'une de ses gloires les plus pures — avait senti l'odieux de cette situation; il y porta promptement remède. Les chaînes furent abolies, les souterrains abandonnés, les allées et venues régularisées, les moyens disciplinaires rigoureusement épiés et enlevés à l'arbitraire des préposés subalternes. Chaque personne eut son lit, et peu à peu son trousseau. Trois ateliers furent ouverts pour le jardinage, la cordonnerie, la couture, auxquels on ajouta bientôt une menuiserie. Puis les visites des parents furent soumises à un contrôle. On créa deux places d'Interne.

Mais ces réformes ne satisfaisaient point l'activité ingénieuse du médecin en chef. Il lui tardait de mettre le pied dans une tout autre demeure, de dire un dernier adieu à ces souvenirs pleins d'amertume. Autorisation fut accordée de se transporter dans le nouvel édifice, dont il put prendre possession en 1844, et dont nous allons décrire l'existence.

Saint-Pierre se trouve dans le quartier de ce nom, à un kilomètre et demi et à l'est de Marseille, sur la route d'Aubagne à Toulon, en dehors du rayon de l'octroi. Un mur d'enceinte de 3 mètres de hauteur forme sa ceinture. Son plan géométrique figure un u renversé (∩) ou un fer à cheval évasé, sur les côtés duquel s'érigent perpendiculairement cinq pavillons parallèles, échelonnés de haut en bas.

A gauche : un premier quartier pour les Aliénées convalescentes et intermittentes, un second pour les paisibles, un troisième pour les semi-paisibles, un quatrième pour les Gâteuses, les idiotes, les paralytiques, et plus en dehors, les Agitées. A droite : les hommes, dont les paisibles, semi-paisibles et convalescents confinent au pensionnat. Les magasins, ateliers, entrepôts, — en qualités de dépendances, — sont relégués de chaque côté de l'Administration, qui occupe le fond.

L'entrée a lieu par un chemin de bifurcation qui tombe sur l'un des angles de ce même bâtiment, — où logent directeur, Econome, Internes, lingères, où se réunit la Commission. La chapelle fait face à la porte principale, et n'est séparée des parloirs que par des passages.

Tel est cet Etablissement, revu, corrigé, augmenté. Car il n'y a pas longtemps encore, des cellules jetées au milieu de chaque quartier étaient en contact immédiat avec les Calmes ; — les infirmeries manquant, on réunissait dans une salle de nuit les Aliénés affectés de maladies accidentelles; les promenoirs permettaient aux deux sexes de communiquer ensemble ; — les dortoirs étaient populeux, humides, étroits; — les diverses sections avaient entre elles des rapports faciles; — on y remarquait trop de portes et de coins; — les fenêtres, munies d'espagnolettes, pouvaient donner lieu aux suicides par suspension ou par précipitation.

Bref, l'exécution primitive avait été défectueuse, entachée de vices de construction ou d'agencement, que directeurs et médecins ne cessaient de déplorer. En outre, l'espace était restreint, la dépense d'entretien considérable. Une seconde édition, pour ainsi dire, était indispensable. Aussi, en 1850, pressée par les réclamations de qui de droit, l'autorité administrative s'était-elle décidée à remédier à ses erreurs, et à procéder à l'achèvement de l'érection. L'accroissement énorme de la population l'exigeait du reste, puisqu'elle surpasse actuellement le chiffre de 800 malades; tant des Bouches-du-Rhône, que de la Corse et de l'Algérie.

Saint-Pierre a donc été complètement terminé en 1854, et en 1859 on lui a ajouté 8 hectares de terre arable; ce qui lui donne une contenance totale de 13 hectares, non compris l'assiette des bâtiments. Ses pièces sont vastes, ses préaux spacieux; les divisions entièrement séparées l'une de l'autre, — et, par un système de galeries intérieures et extérieures, se relient entre elles avec la cuisine, centralisée au milieu des deux ailes, ainsi que la salle de bains. Le service se fait partout à couvert.

Quant aux résultats moraux et économiques, ils ne font l'objet d'aucun doute. Je n'étonnerai personne en disant que les recours de contrainte y sont exceptionnels. Le nom de M. AUBANEL était une garantie. M. THOLOZAN avait contribué au succès. Tous les deux sont morts sur un champ de bataille où ils rivalisèrent longtemps de dévouement, se faisant remarquer par une harmonie beaucoup trop rare. Si notre confrère a eu des déboires et des tribulations, il a été récompensé par la croyance d'avoir agi en homme de bien, et Celui, — auprès de qui seul est la vraie justice, — doit lui avoir rendu là-haut celle qu'on lui rend déjà ici-bas. Ne soyons, nous-même, pas moins équitable en reconnaissant les services de ceux qui collaborèrent à l'œuvre; particulièrement de M. SAUZE, et de M. GIRAUD, leur prédécesseur, praticien très-répandu (1).

En jetant un coup d'œil sur les statistiques publiées par les chefs de cet Etablissement, nous voyons que le chiffre des détenus qui ont succombé aux maladies des voies digestives, monte habituellement très-haut; et qu'en 1850 le compte-rendu constate, sur 495 décès, le nombre 62 pour cette cause. Nous n'avons, pour toute réflexion, qu'à transcrire ici ces lignes : « L'alimentation de notre hospice laisse, sous le rapport hygiénique, beaucoup à désirer. La nourriture n'est pas assez

(1) Lisez la Notice nécrologique, reproduite par les *Annales médico-psychologiques* Tome V. Année 1845. Page 145.

animale; elle n'est pas, en général, distribuée en suffisante quantité. La boisson n'est pas assez tonique. C'est dans l'alimentation ordinaire que réside la cause principale de la mortalité. » Depuis, les choses ont changé.

Nous nous élèverions bien à quelques considérations étiologiques; mais le sujet est si rebattu, que nous craignons de nous exposer à ennuyer nos lecteurs. Il est évident que dans un siècle de positivisme comme le nôtre, dans les centres d'affaires aussi étendus, la fièvre spéculative, les soucis rongeurs, les déceptions poignantes, les remords cuisants, les fortunes inespérées, les ruines subites, les livres incendiaires, plongent l'âme dans une anxiété maladive, consument le système nerveux et congestionnent le cerveau pour le préparer soit à la paralysie, soit à l'Aliénation pure. Aussi est-ce sans surprise que nous apprenons, par les statistiques, que les Bouches-du-Rhône figurent parmi les quatre départements qui produisent le plus d'Aliénés (1).

Faciles à saisir sont les déductions qui en découlent, faciles à offrir les remèdes. A quoi bon? Les premières sont lues avec indifférence comme monotones; les seconds ne seraient pas écoutés, parce qu'ils ne peuvent pactiser avec les passions du monde et le bien-être matériel.

La folie est une punition de Dieu, une conséquence fatale. Bornons-nous à enregistrer ces tendances de notre époque, en priant qu'elle subisse le mieux possible son évolution. L'existence des peuples, de même que celle de l'homme, est un cercle tracé par une main suprême, et dont rien n'abrège la nature, l'amplitude, ni la durée.

(1) Ce qui prouve bien que cette augmentation d'Aliénés est due à ces causes, c'est qu'antérieurement, ils étaient peu nombreux dans ce département. Ainsi Fodéré écrit en 1817 : « A l'hospice des insensés de Marseille, leur chiffre n'a pas dépassé 80 depuis 30 ans. En réunissant les fous de l'hôpital d'Aix, des hôpitaux des petites villes et de deux pensionnats, il est rare que, année commune, ils dépassent le total de 160 sur une population de 400,000 âmes. »

CHALONS-SUR-MARNE.

Lorsqu'un indigent entre dans un Asile, ou il y a droit de domicile, par conséquent de secours, — ou on le garde après avoir mis sa pension à la charge de son lieu natal, — ou il est dirigé soit sur ce pays, soit sur le département auquel il appartient d'après la durée légale de sa dernière résidence. Deux de ces cas obligent, presque toujours, l'accueillant de pourvoir au transfert ; car l'assistance du gendarme est aussi contraire à la loi qu'à la décence. Et alors, conformément à la circulaire ministérielle y relative, le premier venu conduit en sûreté la personne folle confiée à sa garde (1).

Cette facilité de transport engage quelquefois les médecins à accompagner leurs clients, pour leur mutuel avantage : l'un, parce qu'il a à portée une aide plus efficace, l'autre parce qu'il trouve chemin faisant des sujets d'instruction. Ce sera, par exemple, une occasion d'échanger entre collègues des connaissances scientifiques, nouer des relations utiles, offrir ou recevoir des encouragements. J'ai pu maintes fois, de cette façon, établir des liaisons et acquérir des aperçus dont je me félicite. Chaque sphère a son existence et ses perspectives ; il est bon de sortir, de temps en temps, de la sienne. La vue s'étend par la comparaison, le jugement se fortifie ; et la santé puise des forces dans un repos fructueux.

Je me proposai ce but en acceptant de mener un convalescent à Montreuil-sous-Laon ; assemblage d'insensés, d'infirmes et de vagabonds (2).

(1) Cette circulaire porte que les Aliénés transférés seront conduits ou es o e de un ou plusieurs gardiens, en wagon de seconde classe, compartiment réservé.

(2) Ancien Asile, fermé en 1816.

Des quatre voies ferrées qui y aboutissent, nous prîmes celle du Nord à notre retour. Je saluai au passage la cité célèbre par le sacre de nos rois et par ses caves perfides, les plaines immortalisées par l'empereur Probus, ce Noë des Gaules, où tout respire le calme, l'abondance, la gaieté.

Le chef-lieu de la Marne, entouré de jolies promenades, est assis sur la rive gauche, entre deux belles prairies, près de l'endroit où le terrible Attila fut défait par Mérovée (*campi Catalauni*). Une de ses portes a nom Saint-Jacques. A quelques pas d'elle, à droite de la route de Reims, s'élève un monument qui se substitue peu à peu à un ancien, et lui est adjacent, l'Asile. Le vieil édifice ainsi désigné était un groupe de bâtiments, sans lien et sans unité ; tour à tour dépôt de mendicité, maison de correction, hospice général affecté au traitement des malades psoriques, dartreux, syphilitiques.

Vous auriez pu y voir, il y a quelques années, un quartier de Gâteux dégradé, tombant de vétusté, à parquets pourris, répandant l'odeur de l'urine, encombré de lits, et contenant une proportion de 12 ou 15 malpropres pour 100 ; — des infirmeries dans des conditions à peu près analogues, contrastant d'une manière affligeante avec les autres sections.

Cet état de choses a disparu, à la faveur des réformes, et au moyen de constructions.

Le nouvel Établissement est bâti sur un sol plat, sec, compacte. Son appareil, de pierre et de cailloutage, lui rend la physionomie agréable. Son emplacement est heureux. C'est un carré, adossé contre une ligne horizontale, composé de pavillons presque continus, dont nous retrouvons peu d'exemples en France.

Sur le devant : économat, parloirs, salle d'autopsie, loge du concierge. Sur le derrière : les services généraux, et, parmi eux, la lingerie. A droite et à gauche : les bâtiments hospitaliers, au milieu desquels les infirmeries, avec cette différence que la ligne droite est occupée dans son quart supérieur par la Direction, la gauche par les Internes. Au centre, la chapelle.

Dix hectares de terrain pourvoient à l'agriculture.

L'économie, à laquelle on a visé dans l'exécution de ce plan, essentiellement pratique, a nui aux beautés de l'ensemble et imprimé à certaines parties un cachet mesquin. Les fenêtres sont étroites, les escaliers de bois, les rampes à jour. Plusieurs salles dallées d'asphalte, entretiennent des habitudes de lavage, de de fraîcheur, d'humidité. On eût aimé, unis aux cellules, des préaux indispensables aux agités ; à ces cellules, des judas, opercules, ou autres modes silencieux d'observation. Reprochons encore aux murs leur hauteur, nuisibles aux mélancoliques. Enfin les quartiers se touchent ; servitude qui n'est pas sans inconvénients pour la discipline, le bon ordre, la surveillance ; et le pensionnat est, peut-être, trop rapproché des bruyants, malgré les murailles qui les séparent.

Ces réserves faites, je dirai que cet Asile est bien tenu, en voie de progrès ; que le directeur, un *vir probus* esclave du devoir, y consacre avec amour son talent. Partout règnent l'harmonie et la propreté. Le principe des petites divisions a été appliqué. Et chacun d'eux offre une diversité d'aspect, que nous voudrions voir imitée. Les lieux d'aisances, par des vides ménagés à leurs deux extrémités, permettent l'inspection facile. On remarque des chambres d'isolement et de bains aux pensionnats ; des pensionnats convenables entre les services publics et particuliers. Les convalescents méritent une mention. Les lits ordinaires imitent d'élégantes couchettes d'acajou.

Un cadre avec quatre planches de champ solidement fixées au plancher, constitue la base de celui des turbulents. Sur ce cadre est adapté un fond à plan incliné. Le tout porte la couche à 60 ou 80 centimètres d'élévation. Aux tiers supérieur, moyen, inférieur, de chaque côté, trois poulies, noyées dans la planche formant panneau, enroulent les lanières d'assujétissement. Un épais matelas, à forte enveloppe, repose sur ce lit ; qui, peu gracieux il est vrai, n'offre prise ni aux suicides, ni aux barricades que permet la paille.

Les gardiens sont rétribués. Le minimum de leurs gages est

de quatre cents francs. Ce salaire, en sus du costume et des émoluments en nature, non compris les avantages de la retraite, fournit de bons serviteurs. N'en aurait-on pas de plus aptes si on les rémunérait suffisamment, si on leur assurait une position préférable à celles qu'ils peuvent avoir dans le monde? En les payant mieux, on verrait un plus grand nombre de candidats se présenter, on serait à même de choisir. Tel est l'avis judicieusement émis par MM. BOUCHET, AUBANEL, FUSIER, LALOR (1). Ce dernier s'exprime ainsi : « Quelles que soient l'expérience et les capacités d'un médecin aliéniste, ses succès seront considérablement influencés par les qualités des servants qui exécutent ses prescriptions. Ses efforts seront vains dans les meilleures circonstances, si le personnel n'est pas sérieux. Question d'appointement. Plus celui-ci sera digne, plus on pourra se montrer sévère sur la réception. » (2)

C'est ce que j'ai essayé de démontrer, après avoir comparé le rôle de ces employés dans les divers établissements du genre que j'avais visités. (3)

L'office de surveillant est souvent ingrat, parfois rebutant, toujours pénible; il exige de l'assiduité et du dévouement. Comment obtenir ces vertus, sans l'attrait d'une récompense prochaine ou future : l'argent pour les laïques, le ciel pour les Religieux? L'intérêt est le mobile de l'homme, un mal nécessaire. Seulement je n'approuve guère l'introduction des familles, en fait de subalternes. Elle détourne l'agent de ses occupations, et, à un moment donné, favorise la cabale ou la révolte. Malheur au pouvoir qui laisse se créer une compétition....., la calomnie, arme accoutumée de l'intrigue, l'aura bientôt obscurci et dépossédé !

---

(1) *Annales médico-psychologiques*, de 1841; compte-rendu de Marseille, 1860; DE BASSENS, 1862.

(2) *The journal of mental science*, 1861.

(3) *Journal de médecine mentale*, février 1863.

l'autorité du préfet et du ministre, quoique le département en conserve la nu-propriété. Grâce à ce système, manié avec intelligence, il recouvre chaque année des bénéfices importants. Sa population se monte à plus de quatre cents Aliénés, parmi lesquels prédominent ceux du sexe féminin. Son chiffre moyen de décès est très-modéré, celui des sorties assez fort. Le travail y est établi sur de larges bases.

Il est à désirer que le Dr GIRAUD se dépouille de sa modestie. Un peu de publicité ne nuirait pas à son œuvre. C'est en initiant les étrangers à leurs actes que nos confrères parviendront à détruire les préjugés qui les enlacent, et à confondre nos ennemis, qui prétendent : que notre thérapeutique n'a pas fait un pas depuis PINEL (1); que les Aliénistes ne sont ni des savants, ni des philanthropes, ni des médecins (2); que, nulle part, on ne soigne convenablement les fous; qu'on devrait les traiter à domicile, et que les Aliénistes ne guérissent pas mieux la Folie que les autres médecins (3).

(1 Pétition Lemaire au Sénat, 1864.
(2) *Journal des villes et des campagnes*, 14 juin 1861.
(3) Dr TUNCK *Revue de thérapeutique médico-chirurgicale*, 1862 et 1864

PRIVAS.

En allant à Marseille, je m'arrêtai à Livron, où se soude l'embranchement du Vivarais. Nous passâmes près des vignobles de Condrieu, devant les côteaux de l'Hermitage, Vienne où mourut Ponce-Pilate, la célèbre université de Tournon, les eaux anti-scrofuleuses de Celles, Pouzin qui joua un rôle important au moyen-âge, et d'où la voie ferrée s'enfonce dans le département le plus bossu de France, selon l'expression du spirituel Menabet.

L'Asile Sainte-Marie, où l'on peut également se rendre par voie de terre de Loriol, est situé dans un faubourg et au pied d'une montagne, sur la route d'Aubenas — qui conduit à Vals, où la source Dominique guérit les fièvres intermittentes rebelles, grâce à son arséniate de sesquioxide de fer. Si vous y allez exprès pour le visiter, d'avance ne comptez pas sur un voyage d'agrément. Cette propriété des Sœurs dites de l'*Assomption*, abrite environ deux cents Aliénés de la Drôme et de l'Ardèche. Elle se compose de deux bâtiments qui forment, par leur conjonction, un T renversé (1) ou, si l'on veut, deux rectangles adossés. La ligne horizontale, qui constitue la façade, contient les services généraux et la chapelle. La ligne verticale, plus considérable, renferme les services particuliers : elle est partagée, dans sa longueur, par un mur mitoyen, qui sépare les hommes des femmes. Il est facile de comprendre ce qu'une pareille disposition laisse à désirer en aération, en distribution, en surveillance. L'économie de ce plan et ses limites forcées motivent, en quelque sorte, cet encombrement, cet usage des moyens de coërcition, cette latitude de vaguer et de se livrer à un repos dangereux qu'on y observe.

Malgré le respect que je professe pour les congrégations militantes, je ne puis me faire l'apologiste d'une semblable institution. Ce n'est ni un hôpital, ni un hospice ; pas même un refuge !... Des figures pâles et sinistres, des corps grêles et voûtés, l'agitation confondue avec le calme, des cabanons toujours pleins, les cris de fureur mêlés au cliquetis des chaînes, des couchettes de bois à peine dégrossi, une literie misérable, des cours embrasées, des salles de réunion sans air ; sur les murs, des inscriptions d'une piété lugubre en parfaite harmonie avec le reste : tels sont les traits généraux de cette maison, desservie par des Frères vraisemblablement ignorantins et des religieuses mi-cloîtrées, — soignée par deux médecins, dont l'un est maire de la ville, mais qui touche, pour honoraires, les gages d'un subalterne. Lésinerie mal calculée. Le praticien, dont on marchande le traitement, se voit dans l'obligation de se créer une clientèle — au détriment de la spécialité. De même pour le spécialiste, si l'on s'accoutume à croire qu'il a fait vœu de pauvreté.

> Honorer ceux qu'on aime,
> Ne l'oubliez jamais, c'est s'honorer soi-même.
>
> (C. DELAVIGNE)

Je me tairai sur l'alimentation, relativement bonne avec un prix de journée de 75 centimes. Je dirai aussi qu'il existe un atelier de chaussures, de menuiserie, et une forge. La mortalité — de 1844 à 1852 — a été de 0,117 ; la proportion des guérisons de 108 sur 1,000 : résultat qui ne peut s'expliquer que par l'état favorable dans lequel sont amenés les malades, et leur petit nombre.

Ne cherchez ni l'ordre, ni le classement, ni la discipline ; lettres mortes ou mots inconnus, dans ce pays où la masse du peuple est d'une superstition qu'on ne peut comparer qu'à celle de la nation Helvétienne dont elle descend.

Ce tableau n'est pas flatteur, j'en conviens ; mais les personnes compétentes, qui ont pu y pénétrer, jugeront de sa vérité. Et pour qu'on ne puisse suspecter ma bonne foi, je transcris ce document :

« Dans votre session de 1861, vous avez invité plusieurs membres du Conseil à visiter l'Etablissement de Sainte-Marie. A la suite de cette visite et des observations qui vous furent présentées, vous avez émis le vœu que le préfet ne cesse pas d'intervenir pour obtenir des directeurs les modifications nécessaires pour améliorer le triste sort des malades; modifications dont l'introduction est même un devoir pour l'humanité.

« Fort de l'avis de M. l'inspecteur général du service des Aliénés, qui déclare vicieuse l'installation intérieure de l'Etablissement, j'ai fait des démarches pour atteindre le but signalé par le Conseil général. J'ai dû, tout d'abord, demander le changement du directeur actuel. *Il n'y a, en effet, à l'asile Sainte-Marie, ni direction, ni directeur.* »

Plus loin :

« Ce bail, je vais le résilier ; et je n'en contracterai un nouveau qu'après avoir obtenu les améliorations qui, dans l'opinion de tous, sont exigées par l'humanité et par une sage administration. Dans le cas où, contre mon attente, ces améliorations seraient refusées, je vous prie de m'autoriser à traiter avec l'un des Etablissements existant dans les départements voisins (1). »

A qui la faute de cette exception, qui rappelle des temps barbares ? Les Sœurs reçoivent-elles une impulsion suffisante ? Le service médical n'est-il pas trop livré à leur intuition ? Pourquoi, par une transition ménagée, nos collègues des Asiles privés n'amèneraient-ils point ces saintes filles à se dépouiller du lange des préjugés et à sortir des ornières de la routine, en leur expliquant que la voie à suivre est un procédé nouveau de servir le malheur, d'exercer la charité, de plaire à Dieu ?

Il est temps de toucher la plaie du doigt. Parce que ceux à qui est dévolue la gestion thérapeutique de ces chrétiennes demeures ne sont pas imbus de ce principe, — qu'ils doivent se regarder, non pas comme des conseillers, mais comme une des moitiés solidaires du gouvernement.

(1) Rapport de M. DEVANCHE, préfet de l'Ardèche; à l'ouverture du conseil général de 1862, pages 42 et 43.

Le problème est délicat, je le sais. Une administration con-
grégauiste ne verra point sans effroi ses médecins prendre un
ascendant, capable de lui porter ombrage ou de l'éclipser.
Ceux-ci, de leur côté, craignent, avec raison, de froisser l'amour-
propre ou de blesser l'autorité de la Communauté : la première
appréhende pour son pouvoir, les seconds pour leur position.
Mais, tout en tenant compte des difficultés de la vie pratique,
est-il un compromis susceptible d'équilibrer ces deux forces, au
profit de la corporation, des Aliénés et de la science? Est-il
possible, en un mot, que sans redouter, — les Religieuses pour
leur crédit, les hommes de l'art pour leur place, — ils marchent d'un pas égal dans le chemin du progrès, qui est celui
de l'Évangile?

Pour cela, que faut-il? Des praticiens qui, n'oubliant point
les faiblessses inhérentes à notre espèce, sachent introduire les
réformes et diriger les méthodes — dans les instituts dont ils
seront tacitement directeurs; qui, mettant sous leurs pieds le
faux orgueil et la fausse ambition, placent leur ambition et leur
orgueil à parvenir, par des moyens en rapport avec les mœurs
et l'esprit de la congrégation, à guérir ou à soulager le plus grand
nombre de maux. Humble rôle, sans doute, — qui demande de
l'énergie et du dévouement; mais dont le mérite sera rehaussé
par l'utilité, le courage stimulé par la conscience, et le cœur
soutenu par la pensée consolante d'avoir accompli le bien. Que
j'en ai connu, de nos maîtres des hôpitaux, qui n'ont cessé d'être
en collision avec leurs Religieuses, au préjudice des pauvres malades; pour n'avoir pas su comprendre le caractère dont elles
sont elles sont revêtues, en les assimilant à des servantes, en
contrariant leurs habitudes de piété, en leur commandant toujours au nom de la loi, en exigeant d'elles une perfection impossible! Que j'en ai connu qui eussent obtenu d'elles des succès
merveilleux, si, au lieu de se comporter impérieusement, ils les
eussent traitées avec déférence, avec le respect et l'affection de
la charité — au nom de laquelle on peut transporter littéralement
des montagnes!

Revenons à Sainte-Marie.

Le procès est en instance. Vous avez entendu l'accusateur public, les témoins à charge ; pour être juste, il faut écouter la partie adverse.

La parole est à l'avocat défenseur :

« Dans sa session dernière, le Conseil, tout en reconnaissant que les dortoirs, la salle de récréation, les cours de l'Asile étaient bien tenus, et que les Aliénés y étaient convenablement vêtus, se plaignait de ce qu'on manquait dans cet Établissement de moyens curatifs, et que le régime auquel étaient soumis les Aliénés devait rendre leur guérison difficile et rare ; que les cours étaient sans abris, et ces infortunés exposés toute la journée aux ardeurs du soleil. MM. les Dʳˢ Nien et Benoist, médecins de l'Établissement, ont cru que ces observations pouvaient les atteindre, et ils ont fait distribuer un mémoire justificatif aux membres du Conseil. Cette susceptibilité aurait été parfaitement légitime, si elle n'eût reposé sur une erreur ; et le Conseil est heureux de déclarer de la manière la plus franche qu'il n'a entendu verser aucun blâme sur eux, et de saisir cette occasion de les remercier, au contraire, des soins aussi intelligents que dévoués qu'ils veulent bien donner aux malheureux Aliénés de l'Ardèche ; il les remercie aussi des précieux documents statistiques insérés dans leur Mémoire, qui ont éclairé le Conseil sur la valeur comparative de divers Établissements et qui prouvent que celui de Privas n'est pas inférieur à ceux des autres départements, etc. La Commission a été très-satisfaite de voir que l'Établissement était parfaitement tenu, d'une très-grande propreté, et que les malades y étaient entourés de soins convenables. Elle a été heureuse d'apprendre que les Religieuses étaient décidées à réaliser toutes les améliorations utiles, qui leur seraient indiquées, etc. (1) »

(1) Rapport de M. Abriat sur le service des Aliénés. Conseil général de l'Ardèche, séance du 28 août 1862, page 18.

4

Tout est donc pour le mieux. Espérons que, l'an prochain, Sainte-Marie sera donné pour modèle.

Nota. — C'est sans doute à l'Asile de Privas qu'a voulu faire allusion le *Journal of mental science*, lorsqu'il a écrit :

« Les Asiles privés étrangers appartiennent souvent à des « propriétaires non médecins, ou à des ecclésiastiques d'un « ordre inférieur, dont l'examen le plus superficiel démontre « le peu d'éducation et de garanties de caractère. »

Nous dirons à l'honorable Dr Robertson, auteur de l'article, que les Asiles dirigés par des prêtres sont exceptionnels, en France ; et que ceux qui en ont le titre, comme dans l'Ardèche, n'ont rien de commun avec le clergé. Il n'y a d'autre ressemblance entre eux que celle qui existe entre les fonctionnaires romains et le corps clérical, entre le garde national et le soldat... l'habit.

LIMOGES.

Un contraste singulier attend l'aliéniste qui visite cette ville ; celui d'un hospice affreux, et d'une excellente administration.

Que l'on en juge.

La rue des Anglais cache une ancienne prison fondée par Turgot, où l'on expédiait par lettre de cachet. Ce pâté sombre et augusteux de murailles, que n'adoucit aucune perspective, qui coudoie les réduits voisins dont rien ne le distingue ; cette geôle, badigeonnée à la suie, pleine d'épileptiques et de fous, où, en dépit des soins, s'alimente la pellagre ; encombrée le jour et la nuit, sans classement méthodique ; aux fenêtres mal jointes et aux portes basses ; privée d'air, de lumière, d'espace, de soleil... c'est ce que l'on appelle l'Asile depuis 1839. Vous pensez si les évasions et les suicides sont faciles.

Il y a là trois cent vingt Aliénés, de plusieurs classes confondues.

Eh bien! pas une camisole, des gâteux par exception, un accident mortel rare, un vestiaire bien tenu, des vêtements convenables, une nourriture choisie, une discipline régulière, l'harmonie entre les Sœurs de Nevers et le directeur.

Certes, M. Thézillat ne pouvait être mieux remplacé ; honneur à lui, d'avoir préparé son successeur.

Que celui-ci me permette une question.

Comment est-il parvenu à tarir la source d'une sentine vivante ?

En étudiant l'heure de l'exonération pour chaque malpropre, et en l'habituant à y satisfaire toujours à ce moment. Mais les paralytiques ne se présentent pas périodiquement à la garde-robe. Vous les mettez sur le siége, vous les y laissez longtemps, peine perdue ; souvent la fonction s'opère dès qu'on les lève. On a parlé de la régularisation des besoins ; je la comprends mieux, et encore est-elle impossible pour beaucoup. M. Fougères n'a pas de secret. Il expose franchement sa méthode, je le crois. Je me demande seulement, pourquoi tel procédé profitable à l'un, est nul pour les autres; si les obstacles viennent de l'inhabileté du maître, ou de l'inintelligence des servants. Au moins, à Auxerre, avions-nous des conditions parfaites de salubrité, d'agencement; et surtout des appartements pourvus d'une douce chaleur! ce qui est de la plus haute importance; puisque le symptôme *gâter* ne reparaît, dans quelques paralysies, que durant l'hiver.

Paulò majora canamus.

L'an prochain, lorsque le nouvel Établissement sera terminé, notre collègue possédera un service modèle. Une large allée de platanes, de près de 900 mètres, perpendiculaire à la vieille route de Bordeaux, y conduit.

Les constructions ont été jetées sur le plateau occupé naguère par le château de Naugeat.

Jolie façade, légèrement ornementée.

Copie de Quatre-Mares, avec quelques modifications nécessitées par la présence des deux sexes.

Un axe central — formé: 1° par les deux loges de concierge, 2° par un bâtiment d'administration, 3° par des services généraux, 4° par une chapelle, 5° par une morgue, — sert de point d'appui à deux lignes destinées, les unes, côté gauche, aux femmes, les autres, côté droit, aux hommes.

Entre ces parallèles, deux petits pavillons : lavoir et atelier.

Quand on a franchi la cour d'honneur, et que l'on visite, en commençant par la section des femmes, on trouve : les vieilles femmes, les jeunes filles et les Alitées, rattachées par une porte de communication au directeur-médecin; — tout à côté, les pensionnaires. De cette catégorie, on arrive aux tranquilles, dont les fenêtres donnent sur Limoges. Plus loin, au sud-est, les Agitées. Puis, se déroulant de gauche à droite, les Épileptiques. Enfin les Gâteuses, qui closent les six divisions du sexe féminin.

Des galeries, dont des colonnes de fonte soutiennent le toit, règnent autour des cours de ceinture.

Préaux en dehors des habitations.

Ce plan ne manque pas d'élégance : deux H superposés, et séparés par une verticale (⊥ | ⊥).

Est-il sans reproche?

Les services généraux masquent l'église, digne d'être admirée; des murs cachent les promenoirs des femmes, sans sauts-de-loup. Au point de vue de la spécialité : les turbulents ne peuvent se promener en plein air, être à volonté enfermés dans l'obscurité; les escaliers, retentissants, sont généralement étroits; les latrines sous les escaliers.

Pourquoi, maintenant, ce pensionnat en avant et confiné à celui des vieillards, contigu à la direction? Sans doute la Maison gagne à la présence continuelle de son chef; mais n'a-t-il pas assez du séjour qu'exigent ses devoirs, sans être tenu de l'avoir perpétuellement sous les yeux! N'y a-t-il donc pas pour lui une hygiène morale? A Quatre-Mares, sa résidence est distincte. D'ailleurs un peu d'éloignement ne nuit point : *Major è longinquo reverentia.*

Au point de vue économique : A quoi bon ces murs de clôture, comme ceux des forts, chez les hommes? Ce carré de tourelles à facettes, dans les services généraux, ce sont des lieux d'aisances, — près d'une salle d'autopsie où l'on ne peut se mouvoir. Ces couloirs immenses, entre les dortoirs des paisibles et leurs fenêtres, témoignent prodigalité et d'argent et de terrain.

Ainsi : parcimonie d'une part, largesse de l'autre; tel est le résumé de ma critique.

Plusieurs de ces défauts, heureusement, seront corrigés. On creuse des sauts-de-loup, là où ils manquent. Le pensionnat, plus tard, sera reporté sur l'emplacement du castel, à la ferme actuelle, d'où l'on découvre la Vienne et de charmants horizons. Enfin par une baie pratiquée au centre des services généraux, la chapelle sera rendue à l'estimation des gens de goût.

BOURGES.

En suivant les bords du Cher, j'entrai dans le département auquel cet affluent donne son nom. Ce ne sont plus, ici, ces grandes et sublimes scènes que nous offrait le Midi. Plus de ces variétés piquantes, qui font trouver dans les sites les plus sauvages des beautés à contempler, surtout quand on arrive de la Creuse. Après avoir traversé *Château-Meillant*, fondée par Jules César, et les campagnes de St-Amand, nous entrâmes dans le chef-lieu, triste, monotone, isolé, mal bâti, ne possédant aucun édifice à citer que sa cathédrale — morceau d'architecture aussi respectable par sa vétusté que colossal par ses proportions. J'oubliais les restes du palais de Jacques Cœur, cet estimable capitaliste qui se priva de deux cent mille écus d'or pour sauver Charles VII, lequel eut l'ingratitude de faire charger de fers celui qui avait été son libérateur.

Au nord dans le quartier d'Auron, se trouve un Établissement, sur le frontispice duquel un marbre noir porte écrit en lettres d'or : *Asile départemental*.

Couvent de Minimes autrefois, Dépôt ensuite, Maternité jusqu'en 1837 — ce refuge contient 315 Insensés, Épileptiques, ou Incurables.

Ses constructions neuves, fruits d'économies (deux cent mille francs) datent de quinze à seize ans. Elles ont bon aspect ; mais restent enclavées dans les rues attenantes — étroites et vilaines, — d'où s'entendent tous ses bruits : excuse de ses grilles.

Il n'y a pas de jardin.

Le plan forme cinq carrés successifs et horizontaux, dont celui du centre, faiblement distinct et occupé par les services généraux, sépare les sexes ; services qui se composent de la chapelle, de la cuisine, des bains, du logement des Sœurs de la Charité.

Une ligne antérieure et distante contient : la lingerie, les bureaux, le concierge, le bûcher.

Si les préaux sont spacieux et ombragés, ils sont tristes et sans vue. Les cellules, froides, ne reçoivent de jour que par un petit guichet au plafond. Les escaliers, exigus, ne permettent pas d'y passer deux personnes à l'aise; ses rampes favorisent les attentats criminels; les fenêtres, munies d'espagnolettes et d'une corde à leurs vasistas, offrent de sérieux inconvénients.

Pourtant, j'ai été agréablement surpris de voir peu de chaises percées, de jolis dortoirs, des lits bien faits, aucune camisole, une nourriture abondante, du pain excellent; le bien-être répandu sur les physionomies. On compte habituellement de vingt à vingt-cinq Agités.

Les lieux d'aisances frappent par leur tenue. Ils sont aussi propres que possible, sans différence avec ceux des maisons bourgeoises. Il fut un temps où ce résultat, important du reste, m'aurait fort surpris. Je le crois facile à obtenir, surtout lorsqu'il n'y a pas surcharge de population; pourvu que les surveillants soient animés de zèle, et armés de persévérance. Ici la sévérité est de rigueur. Le moindre délit doit être immédiatement réprimé, la récidive punie (qu'on me pardonne ce terme). Toute condescendance entraîne, en ce cas, la paresse et l'imitation. Le grand art est d'obtenir que les portes ne demeurent ouvertes qu'à heures fixes, et que tout y soit soumis à une stricte observation.

Je félicite M. le Dr LHOMME de ses succès, et M. LOISEAU de sa bonne administration. L'Économe, lui-même, semble identifié avec les principes qui régissent l'Institution et très-dévoué. Ces messieurs vivent en parfaite intelligence, et se tiennent au courant de tout ce qui se pratique en médecine mentale.

Bourges est un des Asiles où la mortalité est le moins considérable, le chiffre des sorties le plus élevé. Bref, je ne conseille pas de se déranger pour le visiter, mais je pense qu'il mérite d'être vu.

La comparaison de son présent avec son passé, de quinze ou vingt ans seulement, suffirait pour faire comprendre ce que peuvent ensemble la patience et l'amour du bien.

AUGH (1).

L'Asile départemental du Gers appartient à la catégorie des hospices transformés. Couvent de capucins, puis maison de force, c'était encore en 1839 une sorte de refuge, *destiné aux fous furieux et aux malades incurables.* Dépourvue d'air, de lumière, froide, humide, sombre, cette demeure devint, à cette époque, un peu moins malsaine par l'érection d'un quartier spécial. Mais ce ne fut qu'en 1855 que, sur les instances réitérées de M. Parchappe, on se décida à rompre avec d'horribles habitudes, par la conversion de la geôle en hôpital.

« Il est regrettable, dit M. Trelleux, qu'un principe d'écono-
« mie, vrai au point de départ, mais malencontreux et inexact
« comme conséquence, n'ait pas permis, dès le début, de faire
« table rase de tout ce qui avait été édifié avant l'ère nouvelle,
« que la loi de 1838 a fait naître en France pour le traitement
« des Aliénés et le mode de construction des Asiles. Comme
« question d'installation, et sous le rapport financier, d'impor-
« tants résultats auraient été atteints; si l'on avait pu se résigner
« dès l'abord à se dégager de cette désolante conviction, qu'avant
« tout il faut se garer des Aliénés, leur bâtir de solides caba
« nons pour s'en préserver. »

Pourtant, nous devons ajouter, avec notre estimable confrère, que si l'agencement des diverses parties laisse à désirer, on ne doit en accuser ni le plan, ni son auteur ; attendu qu'il a été impossible de tirer meilleur parti de l'œuvre, en face des difficultés architectoniques à vaincre et des problèmes économiques à résoudre.

(1) Reproduction d'un article publié dans les *Annales méd.-psychol.* 1864 Janvier.

Le squelette des constructions, — assis sur des terrains
d'alluvion ou sur des dépôts d'argile, — dessine un trident
flanqué à ses quatre coins d'un pavillon. La poignée de l'instrument représente les loges du parloir et du concierge; le manche,
l'allée qui conduit au bâtiment central ; les trois branches, les
services généraux au milieu des convalescents. L'administration,
entre les pensionnats, occupe la ligne antérieure de reliement.
Quant aux pavillons mentionnés, ce sont des sections de paisibles ou semi-paisibles avec ateliers. Les infirmeries se trouvent
à la pointe des dents externes de la fourche , les bains sur la dent
centrale.

Les services communs communiquent avec les particuliers au
moyen d'un croisement de voies couvertes, se réunissant dans un
carrefour, placé derrière les bureaux et la direction.

Peut-être pourrait-on reprocher le luxe de couloirs et de galeries. Les pensionnats offrent tout le confort d'ameublement,
toutes les commodités désirables. Rien n'a été négligé pour
rendre ce séjour riant, agréable, médicateur : jardins, jets d'eau,
ombrages, promenoirs, jeux d'adresse et de hasard, bibliothèque.
Aux convalescents : de la verdure en abondance, de belles salles
de réunion, de vastes dortoirs, une vue charmante; au dedans
comme au dehors, une peinture qui repose le regard par ses
tons doux et harmonieux. En général, de l'espace, de l'horizon,
des fleurs, une végétation luxuriante, que donnent des planta-
tions de toute sorte.

Nulle part : la contrainte, l'aspect du fer; on peut dire maintenant de causes d'insalubrité, ni de collision. Un gouvernement
paternel règne dans cette enceinte, où l'on sait mettre à profit
toutes les ressources possibles. L'agriculture, pratiquée sur une
vaste échelle; la culture du mûrier, l'élève des vers à soie, l'application de la gymnastique et l'usage de l'hydrothérapie, grâce
à un système balnéaire complet, que l'on aurait aimé toutefois
voir dans une situation plus conforme aux besoins des Agités.
Ceux-ci, du reste, sont rares à Auch, où le *no-restraint* possède
dans le docteur TEILLEUX un ardent propagateur. Il est vrai que,

pour arriver à ce but, il a déclaré guerre ouverte à l'oisiveté, en publiant qu'elle annule la vie dans l'homme, le fait faillir aux vœux de la Providence, et le ravale au-dessous des êtres de la création. Il est vrai aussi que l'alimentation a été l'objet de soins privilégiés : une nourriture réparatrice ayant été reconnue indispensable au délire invétéré, qui amène fatalement à sa suite le dépérissement, la faiblesse, l'atonie; soit par l'action débilitante des mobiles de la folie, soit par l'usure qu'engendre une surexcitation nerveuse prolongée. La conséquence de ces doctrines est très-simple : diminution de la mortalité, augmentation des sorties, ralentissement progressif des Affections incidentes, rareté des diarrhées chroniques.

. . Nous ne suivrons point l'auteur dans des détails statistiques que ne comportent pas les cadres d'une notice bibliographique. Bornons-nous à constater que, de 1851 à 1861 inclusivement, 2893 malades ont été traités : 1740 hommes, 1153 femmes; et que 161 ont été guéris, dont 88 hommes et 73 femmes. Cette prédominance du sexe masculin concorde avec les notions courantes admises par la science à l'égard des contrées méridionales de l'Europe, de la France en particulier.

C'est avec plaisir que nous avons lu, dans les comptes-rendus médicaux, une table comparative des états morbides et météorologiques. Depuis longtemps nous en construisons, et nous puisons dans ce travail des données intéressantes, mais encore plus instructives. Il serait bon que tous nos collègues suivissent cet exemple, en y ajoutant, ainsi que l'a recommandé M. Girard de Cailleux dans ses *Etudes sur les maladies nerveuses et mentales,* des échelles proportionnelles entre les états psychologiques et ceux de l'atmosphère.

En examinant les colonnes qui accompagnent ce mémoire, nous voyons que les causes les plus fréquentes d'Aliénation par ordre de croissance ont été : les chagrins, l'hérédité, les excès; que les individus sans profession y figurent dans une proportion notable, que l'époque des grandes chaleurs a été celle où le chiffre des entrants a été le plus considérable, que la Manie l'a emporté sur les autres genres, que la Lypémanie est venue ensuite, puis la Monomanie, la démence et l'idiotie. L'arrondissement d'Auch, comme il arrive pour tout arrondissement renfermant un Asile au chef-lieu, a fourni le plus fort contingent.

On le voit, rien ne manque à ces rapports où les sujets administratifs, hygiéniques, pathologiques, thérapeutiques, sont abordés avec une connaissance qui révèle le praticien consommé. Le naturaliste agriculteur, toujours préoccupé de la solution de cette grande question sociale : *Quel est le rapport agricole du sol à l'aide du facteur aliéné ?* se devine mieux encore dans ce passage de son rapport (p. 29) où il envisage la question au point de vue économique et au point de vue médicateur : « *Les travaux des champs aux mains d'hommes intelligents, de médecins directeurs, nourris des saines idées que la physiologie et l'agriculture comportent, devront tôt ou tard solder pour une large part la dépense des aliénés confiés à leur soin, si l'on met à leur disposition des terres en quantité suffisante.* » M. Teilleux n'est pas exclusif ; il ne voit pas que des cultivateurs dans ses aliénés et de l'agriculture dans son Asile, quoique celle-ci lui ait valu, en trois années, dix médailles et, entre autres, deux fois la médaille d'or du ministère de l'agriculture. Les paragraphes consacrés aux préparations pharmaceutiques, au raisonnement, à la discipline et à l'intimidation, en fournissent les preuves. Il n'est pas jusqu'aux analyses qu'il a faites du sol, jusqu'aux dissertations géologiques qui ne méritent d'être citées ; et qui me rappellent l'ancien voyageur du muséum de Paris, chargé de recherches scientifiques, qui ont eu pour fruit des collections déposées au Jardin-des-Plantes.

Nous ne pouvons mieux faire que de recommander la lecture de ces pages, marquées au coin de l'expérience et d'une sage philanthropie.

Le docteur TEILLEUX trouve sa plus douce récompense dans la satisfaction qu'il recueille au sein de cet asile, par lui si vite et si habilement transformé. Mais nous ne doutons pas que, dans l'avenir, l'aliéniste, le naturaliste, l'agriculteur ne soit appelé à utiliser ses talents et son activité dans une sphère moins restreinte, plus digne de lui, plus profitable à la spécialité,

ORLÉANS.

Ce sont, en général, les petites villes qui font le plus de frais pour leurs Aliénés. Les besoins de l'industrie et du commerce absorbent l'attention publique, par conséquent les deniers. Lorsqu'on a grevé son budget, pour la construction de halles, de marchés, de ports, de quais, de rues, de squares, de ponts, de places, d'entrepôts — choses fort utiles sans doute — que peut-il rester pour des fous, des gens qui troublent la tranquillité des citoyens; leur rappelant le sort auquel exposent les revers de la fortune et le souci des affaires?

Les vivants n'ont rien de commun avec les morts.

Telle est la pensée que nous suggère chacune de nos visites dans ces centres populeux; d'où nous sortons la tristesse au cœur, et le murmure sur les lèvres. Telle fut notre réflexion, à notre arrivée à Orléans.... qui est, pourtant, sous ce rapport, une des plus favorisées.

Qu'a-t-on donc réalisé, dans cette vieille et riche cité? Une économie. Elle avait un grand hospice, dans cet hospice un grand quartier: on n'a rien trouvé de mieux — pour répondre aux inspirations de la Réforme — que de rééditier des pavillons et d'en ajouter quelques-uns; afin de profiter d'un terrain tout acheté, d'un emplacement tout prêt, d'un service général tout organisé. Aussi, voyez quel plan est sorti de cette combinaison! Un dessin des plus bizarres. Essayons d'en esquisser le profil approximatif.

Vous venez de passer le Mail, vous êtes dans la rue Madeleine, et vous sonnez à la grille qui se remarque à l'entrée. Il vous faut, d'abord, traverser une foule de cours, décrivant des lignes d'un ensemble impossible à préciser. A droite: un bâtiment, les bureaux, les indigents paisibles, le pensionnat.

Du même côté, en retrait, derrière le parloir, un préau conduit à la section isolée des femmes épileptiques. A gauche : un long bâtiment, d'une grandeur double de celle du précédent, où habitent trois groupes de femmes. Au fond, équerrant avec lui, les Infirmeries, les bains, les gâteuses et les Agitées... de telle sorte que ces dernières sont adossées aux hommes Agités dont une allée avec murailles les séparent. Le surplus de ceux-ci, au nombre de 130, réside dans une succursale.

Nous sommes en présence du système *continu*, avec couloirs extérieurs, et galeries intérieures couvertes. Aussi : les quartiers se commandent, les préaux n'ont point de vue, les corridors pas de fin. En outre : des escaliers de bois répercutent le bruit, des rampes à jour facilitent les suspensions, l'étroitesse des marches rend les montées et descentes peu commodes. Les dortoirs et les pièces du rez-de-chaussée ont deux lignes d'ouvertures opposées ; mais l'une d'elles, donnant sur le couloir mentionné, ne permet peut-être pas une très-large aération. Enfin, c'est avec regret que nous avons vu des cellules neuves dallées, bitumées, non chauffées, dont les murs, complètement nus, rendent froides ces demeures et leur impriment un air sombre.

Cependant, disons-le avec justice : si les auteurs de cette œuvre ont été gênés dans leurs opérations, ils ont peut-être tiré le meilleur parti possible et des matériaux et de l'espace. On sent, en la parcourant, que la médecine l'a dictée et que la spécialité l'a engendrée. Des détails, qui révèlent l'homme compétent, prouvent qu'on y étudie les malades, qu'on les observe, qu'on s'en préoccupe, qu'on leur prodigue des soins intelligents. La rareté des camisoles, le peu d'agitation, cette entente du travail, l'aspect du bien-être, l'absence des barreaux, jusqu'à l'obligeance des Religieuses de la *Providence.,* le témoignent. La propreté règne dans l'établissement, et devient exquise dans certains dortoirs, qui nous ont remis en mémoire ceux qu'on propose pour modèles. Le gardien couche dans un compartiment isolé par une simple claire-voie : disposition qui, transition entre la chambre close et le cabinet à baie, m'a paru très-ingénieuse. Cet employé peut tout apercevoir de son lit, se porter au moindre signal — sans cesser de se tenir à l'abri des agressions ou des rixes. Les latrines, au centre du préau, simulant un petit kiosque, parfaitement aérées et surmontées d'un fanal, ne manquent pas d'élégance, quoique leur situation soit originale. N'oublions pas de mentionner le quartier des femmes paisibles, — comprenant deux rangées latérales de chambrettes pour les pensionnaires de moyenne classe (à 800 francs); catégorie remplacée, ailleurs, par des dortoirs. Quant aux préaux, malgré leur défaut de perspective, ils sont bien tenus, munis d'une fontaine à l'un des coins.

De 1842 à 1853, il a été traité dans le Loiret 619 personnes atteintes d'aliénation mentale; parmi lesquelles 46 sont sorties guéries : ce qui donne une proportion de 74 sur 1,000.

Le quartier d'hospice d'Orléans est dirigé par un Préposé responsable, un Médecin en chef, et une Commission.

Qu'était-il à l'origine?

M. le docteur Payen, qui a rédigé à ce sujet une intéressante Notice, va nous le dire.

En 1632, l'Hôpital Saint-Louis devint le *dépôt des mendiants* et des *personnes attaquées de Folie*. En 1675, celles-ci furent transférées à l'hôpital général, dans cette portion de bâtiments qui conserve même encore aujourd'hui le nom de *Sanitas*. Elle se composait de trente cabanons, humides et fétides, disposés sur les trois côtés d'un parallélogramme, fermé par une cour ombragée d'arbres touffus — servant de haie de séparation des sexes — et ne laissant qu'une espèce de sentier destiné soit au service, soit aux promeneurs tranquilles. Le premier étage reçut, plus tard, les femmes vénériennes et gâleuses, qui avaient vue sur la cour des Aliénées, trop souvent l'occasion de communiquer avec elles. Mal vêtus, couverts de haillons, n'ayant pour se garantir du froid que quelques lambeaux, ne prenant qu'une nourriture grossière littéralement jetée, les malheureux ne voyaient le Médecin que dans les cas où des

Affections accidentelles mettaient leurs jours en danger. Traités comme des bêtes fauves ou des criminels, confiés à la surveillance brutale de geôliers, ils étaient pour la curiosité publique un spectacle. La visite d'un parent ou d'un ami ne venait jamais adoucir leur misère; on ne leur offrait qu'un vœu.... le terme de tant de maux. Le *Sanitas* ne suffisant plus, on avait ajouté une division pour les hommes, et payé 20,000 francs de loges.

Une ère meilleure s'ouvrit, en 1826; malgré des hésitations regrettables, qui empêchèrent une rénovation. Le terrain des *Buttes*, ou de l'ancien jardin de la Nivelle, qui avait déjà contribué, au siècle précédent, à l'agrandissement des cours de l'hôpital général, abandonné plus tard par la ville, fut choisi. On vota 200 mille francs.

L'édifice, désigné sous le nom de Caroline, s'élève sur cet emplacement beaucoup trop restreint. Des modifications itératives en ont changé plus ou moins les plans primitifs, d'après les dispositions et les concessions gratuites. Ainsi, en 1838, de nouvelles réformes s'opérèrent, et tout changea de face. Le Conseil administratif réunit la partie cédée par le département à l'ancien *Sanitas*, prit même ensuite une partie de l'Asile de la vieillesse, où cent Aliénés purent être logés.

On dépensa 45 mille francs, pour continuer une vraie maison de traitement.

L'année suivante, les cachots des femmes disparurent, les gâleuses et les prostituées furent bannies; le sol s'exhaussa; aux cabanons se substituèrent 20 cellules convenables. Puis un pensionnat, à la création duquel le docteur Sabatier (que bénie soit sa mémoire!) avait participé pour un legs de 50 mille francs, fut institué. Quelques années après, les quatre sections destinées à chaque sexe, non compris celle des épileptiques et des idiots, étaient terminées.

Le classement thérapeutique est maintenant complet. Depuis bon nombre d'années, une ferme annexe fonctionne.

Telles sont les phases nombreuses et successives qu'a subies cet établissement, et dont on trouvera les détails dans le savant historique (1) de notre confrère, M. Payen, témoin vivant de la plupart de ces évolutions, auxquelles il prêtait un précieux concours, et à qui il n'a manqué que plus de latitude et moins d'obstacles.

Les critiques, adressées au début de cette analyse, atteignent la plupart de ces Quartiers — où la science, trop souvent primée par l'Administration, s'épuise dans des luttes indéfinies, lesquelles reflètent les époques, les vues, les idées, les tendances diverses des hommes qui les ont tour à tour dirigés et modifiés.

(1) Publié, en 1841, dans les *Annales médico-psychologiques.*

ALBY.

La plupart des Asiles tenus par les Congrégations se ressemblent. On en sort toujours convaincu de la nécessité de les rattacher entre eux, par une unité de vues pratiques; pour l'intérêt des malades, et le perfectionnement de l'art.

Tant qu'un tronçon de chemin de fer ne reliera pas Toulouse à Alby, il faudra la diligence qui laisse le loisir d'admirer de jolies campagnes, et dédommage à l'avance des laideurs de cette ville, bâtie sur une éminence qu'arrose le Tarn.

Le petit Lude, — du nom d'un Saint qui en posa la première pierre, — est situé à un kilomètre du centre, adossé à un faubourg. Ancienne villa des archevêques du diocèse. Climat agréable, position délicieuse. Agrégation qui renferme, outre des Fous et des sourds-muets, un orphelinat, un ouvroir gratuit, une Ecole normale.

Son début date de 1832. Propriété des Dames du Bon-Sauveur de Caen, son autorisation définitive ou existence légale fut signée le 16 mai 1834. Son programme a été fourni par le supérieur Jamet, dont nous avons eu occasion de proclamer le mérite. M. DE CAZES, préfet, en avait bien arrêté antérieurement l'acquisition, pour en gratifier la Communauté; mais la révolution de 1830 causa la résiliation du marché et l'ajournement du projet. La description suivante m'a paru la plus propre à offrir une idée juste de ses conditions architectoniques :

« Qu'on se figure un parc ayant forme de mitre, se développant sur 500 mètres de long et 200 mètres de large. A la base orientée au sud règne, dans un complet ensemble, le quartier des Aliénés. L'ancien château à l'italienne, surmonté depuis d'un étage, lui sert de base au nord. Ses prolongements de 30 mètres par chaque bout forment, à droite les logements des

5

dames placées par leurs familles, à gauche ceux des hommes dans la même position. Deux ailes en retour d'équerre se déploient, à droite et à gauche, sur une ligne de 80 mètres chacune : c'est là que se trouvent les Aliénés au compte du département. D'autres constructions closent et divisent l'espace compris derrière ces ailes, et pourvoient à l'isolement des malades agités. Deux infirmeries, un établissement pour les douches et les bains, et une chapelle forment, dans la cour centrale, comme une sorte de croix concourant au complet isolement des sexes et des quartiers.

Le long du mur de l'est, en se prolongeant vers le nord, se rencontrent la boulangerie, la maison des chapelains, les écoles et ateliers des sourds-muets.

Vers le centre du Parc, à 62 mètres du quartier des Aliénés, se développe un vaste parallélogramme formant cloître à l'intérieur, et flanqué régulièrement de tous les accessoires destinés à le compléter. Toutes ces constructions sont consacrées aux Religieuses et aux pensionnaires.

Une belle et gracieuse chapelle, présentant l'abside à l'orient, tombe à angle droit sur le centre du parallélogramme, et l'orne sans le charger.

Le sommet de la mitre, au nord, aux abords de la ville, est occupé par les classes gratuites de petites filles, la maison du médecin, et de vastes locaux pour les Externes.

Tout cet ensemble, construit généralement à deux étages, joint au jardin et aux préaux boisés qui en dépendent, ne comprend pas moins de neuf hectares.

La Communauté possède, en outre, à 800 mètres de la ville, une charmante métairie d'une contenance de 12 à 15 hectares, exploitée en grande partie par les Aliénés. » (1)

En d'autres termes : le plan par terre dessine une M garnie de bâtiments continus.

(1) Cte d'OSSONVILLE. — *Revue d'économie chrétienne.* Mars — Avril, 1862.

Comme l'a remarqué Esquirol, la disproportion de ceux-ci a rendu presque impossible l'isolement des insensés — d'après le caractère de leur délire. Aussi, le classement méthodique est-il réduit à quelques divisions rudimentaires. Beaucoup de quartiers se commandent, la discipline y est difficile. En outre : cette superposition d'étages est mal inspirée, en ce qu'elle accumule les personnes, entrave le bon ordre, et nuit au calme général. Pourtant l'espace ne manque pas.

> Les petits soins, les attentions fines
> Sont nés, dit-on, chez les Visitandines.

Nous pourrions étendre l'application des vers de Gresset à la la majorité des Religieuses, qui se dévouent à nos hôpitaux. On ne peut leur reprocher ni dureté, ni incurie. Elles nourrissent bien leurs malades, qu'elles aiment. Mais, trop souvent, leurs secours sont malentendus, inintelligents ou aveugles. Ainsi, le travail n'est point assez compris comme moyen curateur, la coërcition est trop employée sans discernement, à titre de représailles ou de punition. Les Sœurs sont enclines à voir dans leurs pensionnaires des coupables, des méchants ou des possédés ; elles ont de la peine à les considérer comme les victimes d'un mal qui irrite, maîtrise et commande. Enfin, elles se plaisent à droguer, à se substituer au médecin ; par conséquent à administrer, en son lieu et place, infusions, douches et bains. Peut-être est-ce à cela qu'il faut attribuer la rareté des guérisons. Nous voyons, en effet, que de 1844 à 1852, sur 1,640 secourus, 122 seulement sont partis en convalescence ou autrement.

Comme compensation, les décès sont d'un chiffre faible, en moyenne de 1 sur 15 ou 16..... Belle proportion, qui vient à l'appui de notre opinion. Soins, mais insuffisance d'intervention médicale.

> Qui trop embrasse mal étreint.

Quelque chose répugne à la science, dans ce contact permanent de plusieurs institutions — présidées, en définitive, par la même autorité, et entretenues aux frais du même trésor. Evidemment, ces divers services ne peuvent s'équilibrer. Les uns se satisfont aux dépens des autres. Si les Aliénés sont entourés de garanties et complètement pourvus, les Orphelinats et les Ecoles n'en souffrent-ils point? L'attention se porte-t-elle principalement sur les Orphelins ou les Sourds-Muets; les pauvres fous ne seront-ils pas relativement négligés, et seront-ils traités comme doivent l'être de véritables malades? Enfin, qu'une dépense s'effectue au profit des premiers, ne sera-ce pas au préjudice des seconds? A moins qu'on ne suppose une égale répartition entre les membres; et, alors, chacun n'étant que médiocrement soutenu, ne pourra fonctionner que péniblement.

Je livre ces réflexions à mes lecteurs, en les priant de n'y voir aucune intention malveillante.

Nous n'avons jamais douté de l'honorabilité de nos collègues, et M. le Dr BERMOND était un homme que l'on s'estime très-heureux d'avoir connu.

Le département du Tarn n'a-t-il pas donné le jour au fondateur de l'Académie de Médecine, PORTAL? et n'est-ce pas de Saint-Paul Cap de Joux, à 180 lieues de Paris, qu'est sorti celui qui brisa les fers des Aliénés?

Quand on a de pareils ancêtres, on ne peut que se conduire noblement.

BLOIS.

Le côté par lequel j'abordai le Loir-et-Cher — t pas fait pour en donner au voyageur une idée bien favorable. De vastes landes interrompues quelquefois par un marais, ou par des bois sombres; de distance en distance un champ, dans lequel le laboureur dispute à la terre quelques gerbes de seigle, quelques pieds de vigne.... Voilà la Sologne. Misère et maladie, telle est sa devise.

Le chef-lieu est bâti à mi-côte, traversé par la Loire, dans un des sites les plus agréables de la France. Son château, une politesse proverbiale, des rues pénibles pour les asthmatiques, sont les trois choses qui le distinguent. Sans parler de l'illustration, que lui a valu Bourgeois, premier médecin de François Ier.

Le millésime (MCIIIXLI), inscrit sur le frontispice de la porte, indique la date récente de l'Asile — principalement exposé au sud-est, situé à l'extrémité septentrionale de la ville, au bord de la route d'Orléans, sur un plateau siliceux-calcaire qui domine la Loire.

Specimen du plan d'Esquirol, cet Etablissement, aggrandi beaucoup en 1851, est presque terminé aujourd'hui.

La ligne antérieure contient l'Internat et la pharmacie, la ligne postérieure la chapelle un peu en recul entre la lingerie et la cuisine; à droite et à gauche les Sœurs, et le reste des services publics. Le dessus est occupé par des Infirmeries. Les deux divisions, d'hommes et de femmes des classes moyennes et indigentes, se composent chacune d'un angle dessiné par le prolongement du carré central et un pavillon en retour parallèle aux faces latérales. En avant, des châlets, par où nous aurions dû commencer, logent le personnel médico-administratif qu'un treillis vert et des arbustes séparent des pensionnaires.

Chaque quartier est constitué, au rez-de-chaussée, par un réfectoire et un ouvroir que divise une salle de garde; au premier étage, par un dortoir avec chambre de surveillant. Un corridor intérieur parcourt la longueur de l'édifice, et se continue avec un portique qui règne autour de la cour d'honneur,—assez triste, du reste, à mine claustrale. Autant que possible, pas plus de quinze lits ensemble. Mais la population exubérante (plus de 600 malades), ne donne guère à chacun que 13 à 14 mètres cubes d'air : inconvénient atténué, pourtant, par des ventouses au plafond, et par des prises d'air à volonté. Le coucher consiste, pour les aliénés calmes, en lits florentins bronzés, à courbe élégante. Pour les agités, ce sont des lits de l'invention du docteur Lunier, qui se fabriquent à domicile : trois compartiments avec — au centre une bayère remplie de zostère, aux bouts un petit matelat; le tout reposant sur un large grillage, au-dessous duquel un baquet de zinc, que l'on entre ou sort par côté, reçoit les immondices. On peut le convertir en simple couchette.

Les salles sont parquetées. Celles à manger, dallées en mosaïques, seraient parfaites, n'étaient leur forme de boyau et leur office de passage. Un soin recherché distingue les infirmeries. Plantés d'arbres, entourés d'un jardin, ornés d'un jet d'eau, munis de latrines, les préaux sont malheureusement privés de vues et d'une complète aération par des murs, que dissimulent — il est vrai — de jolies plantes grimpantes.

Les eaux arrivent abondantes du fleuve, grâces à une concession de la municipalité.

Nous avons omis de mentionner 10 cellules, qui ne servent que la nuit, ou le jour par occasion. Quant à la section des *gâteux*, au nombre de 12 ou 15, elle est convenable.

Ajoutons que le chiffre des préposés est suffisant, le travail bien organisé, le régime alimentaire excellent; et nous aurons l'explication des résultats qu'obtient notre confrère. En effet, la statistique de 1862 constate qu'il n'y a eu, dans son cours, que 37 décès, et 3 morts par affection intestinale. Beau succès.

Durant cette même période, il y a eu 49 guérisons, et 12

sorties par amélioration. Total éloquent, qui plaide en faveur de la thérapeutique employée, et des principes qui président à son application : « Je cherche, avant tout, à seconder les efforts de la nature; convaincu que cette maladie ne guérit presque jamais sans crise, dont nous ne pouvons guère que favoriser l'évolution. » (1) Ces doctrines étaient celles de PINEL, de WILLIS, d'ESQUIROL, de LEURET, etc.

En fait d'étiologie, nous avons été heureux de voir émettre, par un aliéniste distingué, la croyance à la prédominance des causes morales; que nous avons soutenue particulièrement (1), à l'exemple de MM. PARCHAPPE, GUISLAIN, BRIÈRE, EARLE, RUER, JESSEN, HEINROTH, CONOLLY, JARVIS.

Eh bien ! le point caractérisque de l'œuvre n'est pas là, encore. Ce qui la rend originale, c'est son pensionnat.

A un demi kilomètre de la suzeraine est le fief, s'offrant sous l'aspect d'une villa seigneuriale. Saint-Lazare (c'est son nom) est la résidence des Aliénés riches. On y a réuni, avec une intelligence pratique, tous les éléments propres à adoucir le sort des pauvres de raison, à les distraire de leurs préoccupations, à les rappeler à la vie sociale. Ni grilles, ni verroux, ni fortes serrures. Un beau parc avec serre, promenades, berceaux, kiosques, billard, bibliothèque, salons de compagnie, chambres confortables. Près de là : une ferme, une basse-cour, un potager. L'entrée à part, pour qu'on ne se doute pas de la présence d'une maison de fous. Des laïques, pour le service : car les Religieuses — malgré leur bonté et leur dévoûment — ne comprennent guères les besoins des gens du monde, selon M. LUNIER.

Notre collègue a résolu un problème. Il s'acquiert des titres impérissables à la reconnaissance du pays. Ce domaine, qui représente un capital de 203,000 francs, ne tardera pas à produire des revenus qui, joints à ceux de la culture, permettront au

(1) Rapport sur le service médical. Page 48. — 1862.
(2) MÉDECINE MENTALE. — Deuxième étude. *Des causes*. — 1860. Page 90.

Loir-et-Cher de rentrer dans la presque totalité de ses avances.
« Nous sommes loin de partager l'opinion de ceux qui veulent
transformer les Asiles d'Aliénés en colonies agricoles. Nous n'ap-
prouvons pas davantage les prétentions des médecins, qui croient
pouvoir — avec les bénéfices de l'exploitation — exonérer les
départements des dépenses qu'ils s'imposent. Mais nous croyons
que les travaux des champs sont ceux auxquels il est le plus rationnel et le plus facile d'occuper utilement un grand nombre
d'Aliénés. » (1).

Blois a réalisé des progrès; il en réalisera d'autres, du jour
où les Religieuses de Saint-Paul de Chartres voudront abdiquer
leur esprit de routine, et comprendre la portée de leur mandat.

Le directeur-médecin actuel est amplement dédommagé de
ses ennuis. Je ne pense pas qu'on agite jamais plus la question
de la vente de l'Asile, proposée (le croirait-on) en 1849.

Une part de nos éloges ne revient-elle pas à son prédécesseur,
dont le système financier, quoique condamné, a eu pour conséquence la création d'un Etablissement considérable, à l'aide de
ses seules ressources?

(1) COMPTE MORAL ET ADMINISTRATIF. 1862. Page 37.

——◆◆◆——

CLERMONT-FERRAND.

Trois curiosités, que les amis de la science ne peuvent se dispenser de visiter, s'ils parcourent l'Auvergne : le sommet de la montagne où Pascal fit ses expériences sur la pesanteur de l'air; les eaux thermales gazeuses du Mont-Dore déjà connues des Romains, *phtisiscentibus admirabiles* comme les appelle Sidoine-Apollinaire; la fontaine pétrifiante de Royat, de laquelle jaillissent des sources chargées de carbonate de chaux qui tombant en pluie fine sur des bouquets de fleurs, des grappes de fruits, des animaux empaillés, des nids d'oiseaux, les couvrent d'une couche tellement fine qu'elle n'altère en rien leur forme.

C'est au retour de cette excursion, que je me rendis à l'hospice des Aliénés, groupe d'habitations hétérogènes que l'on aperçoit à droite de la rue Blotin, sur la route de Bordeaux, et sur l'emplacement du château de *Bois de Cros*, maison de campagne des intendants de la Province, — où voulut bien me conduire notre estimable collègue.

Vers 1830 un M. Tissot loua une partie des bâtiments pour y former une entreprise spéciale. A peine ouverte, celle-ci se ferma. M. Maistre, curé des Minimes, sous l'inspiration et avec l'assentiment de Mgr Féron, son évêque, fit alors appel à la charité des Religieuses de Sainte-Marie de l'Assomption, pour recueillir l'héritage et soigner les folles. Elles vinrent, et bien que les malades femmes aux frais du département fussent déjà installées à Riom et les malades hommes à la Cellette, louèrent la partie de l'édifice abandonnée pour y ouvrir une maison de santé de femmes. Le Dr Lavort, habile praticien, consentit à aider ces débuts de ses conseils. Le Dr Bonnabaud partagea ensuite avec le Dr Hospital le service médical.

L'Asile marcha doucement, les premières années. Il acheta,

en 1835, ce qui était en location, diverses améliorations furent décidées ; puis il marcha avec plus de hardiesse, et la loi put être observée dans ses prescriptions fondamentales.

Cependant, la population augmentait, les besoins se multipliaient, les demandes affluaient; on avait proposé des hommes. L'Administration, pour ne pas refuser, se vit dans la nécessité d'acquérir d'autres locaux, contigus aux portions actuelles et ayant appartenu au château. C'est donc en 1840 que fut créé l'hospice des hommes, qui n'a cessé de croître; quoique destiné uniquement aux placements volontaires.

Depuis, l'Institution a progressé d'une manière continue et de nombreux travaux, sur le point de s'achever, permettront bientôt d'entourer les pensionnaires de conditions hygiéniques et thérapeutiques demeurées incomplètes jusqu'à ce jour.

Je crois qu'il ne serait guère possible d'y trouver un plan d'ensemble. Le pavillon principal se compose de trois étages, dont les parloirs occupent le rez-de-chaussée, quelques dortoirs le dessus, et la chapelle le premier. Là, comme dans la plupart des hôpitaux conventuels, les pensionnaires assistent d'une tribune grillée; les Aliénés y étant un objet d'attention secondaire, tout étant arrangé pour que rien ne trouble les offices et le recueillement des Sœurs. Il est juste, il est naturel que ce but soit atteint. Pourtant, ces dames ne s'abusent-elles pas ainsi sur la nature de leur mission, essentiellement hospitalière? Le sujet capital de leurs études n'est-il pas toujours la Folie,? l'objet continuel de leur attention, le malade? Pourquoi donc cette relégation — qui rappelle l'ostracisme du lépreux — de fidèles reconnus calmes et qui se conduisent décemment?

Quatre hectares de terrain, comme ils sont dans la Limagne, ceignent la propriété, et servent aux promenades ou à l'exploitation agricoles, à laquelle participent un certain nombre de pensionnaires, dont la totalité s'élève à 350 — depuis la fermeture du Qua...r de Riom, c'est-à-dire depuis 1860. Inutile de faire remarqu... l'inconvenance du voisinage.

La cuisine et la lingerie sont les pièces les mieux tenues. La salle de bains ne serait pas mal, si elle était moins étroite, si les baignoires, séparées, n'étaient presque toutes de roche. La chambre des Gâteuses n'offre rien de particulier ; ni laide, ni jolie.

Partout règne la propreté.

Sainte-Marie sert de dépôt d'épreuves pour les Insensés de la Corrèze : louable succursale, qui, consacrant plus de place aux aliénations récentes, rend sa clinique intéressante.

M. le Dr HOSPITAL lui est attaché depuis près de 30 ans. Notre confrère, médecin en chef de l'Hôtel-Dieu et directeur de la Vaccine, n'est pas pour peu dans la considération dont jouit la Communauté.

Même ordre de Frères servants qu'à Privas, l'absence d'une classification méthodique, excusable jusqu'ici ; pas de section d'Epileptiques, pour les mêmes raisons (je veux parler du défaut d'espace) ; des cellules de prisons, dans les différents quartiers.

Je ne sais à quelle initiation sont soumis ces Religieux. Je crains bien qu'on ne les recrute — comme maintes Sœurs de Saint-Jean de Dieu -- sur la foi des promesses, ou en la Providence..... L'important est qu'ils soient vertueux et remplissent leur mandat. Il faudrait leur substituer des laïques, et alors surgissent bien d'autres difficultés. Où et comment en constituer le personnel ? par quel art le maintenir ! Autant de questions que je ne me charge point de résoudre, les ayant trop vus à l'œuvre. On ne s'imagine pas les inconvénients, les obstacles, les abus, les luttes, les scandales auxquels exposent les Surveillants impies ou indisciplinés.,.... Au moins les Religieux ont-ils l'avantage de la stabilité, de la hiérarchie et de la discipline.

La Communauté de l'Assomption, dont la maison-mère est à Clermont, possède en sus les Asiles de Tulles et Du Puy, outre celui de l'Ardèche. Elle est dans ses droits. Mais, ne ferait-elle pas mieux de construire un simple et bon Etablissement, plutôt que de faire une foule de réparations et de suppléments, qu'elle démolira tôt ou tard ? D'employer ses soins à monter cet Etablissement sur un pied confortable, plutôt que d'éparpiller ses forces, et encourir le reproche d'accaparement qu'on n'est déjà que trop enclin à lui adresser ! Car, comme le dit si justement M. Brière de Boismont : « Les Aliénés ne peuvent être convenablement traités que dans les lieux à larges espaces, loin du bruit, pourvus de tous les accessoires nécessaires. » (1) Il y aurait une belle misssion à remplir pour ces Congrégations, qui aiment à étendre ainsi leurs branches. Ce serait de s'ériger en corps hospitaliers, ayant un noviciat, des aumôniers, des médecins spéciaux. Les Asiles publics les supplicraient de leur prêter secours, et elles deviendraient la gloire de nos Asiles privés.

Je doute que mon rêve se réalise de si tôt. Quoi qu'il en soit, je me plais à proclamer le bon-vouloir de ces Religieuses; et je ne dois point oublier qu'avant la loi qui a institué le régime rationnel de la Folie, certaines d'entre elles ont rendu des services incontestables en soignant une classe de déshérités, et en leur fondant des refuges. Un peu d'initiative et de frottement les mettrait vite au niveau des connaissances modernes. Il y a tout à espérer d'un pays, où marchent de pair l'intelligence et la charité.

(1) *Annales médico-psychologiques.* 1863. Page 414

CADILLAC.

Les moyens de transport ne manquent pas dans ce pays.
Quoique la voie la plus directe soit le chemin de fer de Bordeaux,
la plus agréable est celle d'Agen par le bateau de la Garonne.
Considération respectable, quand, étranger, on a un long par-
cours devant soi. Un médecin doit tout observer; parce que tout,
dans la Nature, se rapporte à l'homme, perpétuel sujet de ses
études. Et, du reste, la science doit être aimable, pour se faire
accepter et retenir. Je conseillerai toujours à nos confrères de
de prendre le plus de vacances possibles, et de voyager dans les
contrées les plus gaies. Ils s'en porteront très-bien, et leurs
clients encore mieux. Ce que je dis s'adresse particulièrement
aux Aliénistes qui, à raison de leur cercle et de leur milieu, ont
un double besoin du repos annuel, de cette diète d'esprit qu'on
nomme un congé. Avis au futur auteur de notre hygiène.

Le lit du fleuve, encaissé par des digues et des oseraies,
ouvre des perspectives enchanteresses. Aux environs de Langon,
les beaux vignobles de Grave; plus loin, des îles sans nombre
couvertes d'une riche végétation; puis les tours et murailles
crénelées de Cadillac — petite ville située à 28 kilomètres du
chef-lieu.

L'Asile Saint-Léonard, assez important, fondé à la fin du XVe
siècle par les Frères de Saint-Jean de Dieu, contient près de
500 hommes aliénés. La progression est frappante, près de 300
de plus qu'en 1835 (1)!

L'exposition varie avec les quartiers. Saint Édouard donne sur
les quatre points cardinaux, l'Ange gardien est à l'est, Saint

(1) Il est vrai qu'il faut y comprendre les pensionnaires de la Seine.

Michel à l'ouest par sa façade et à l'est par ses réfectoires, les Agités et les Gâteux regardent le Midi

Je n'en essaierai pas la description.

Des bâtiments disséminés, ajoutés les uns aux autres au fur et à mesure des nécessités, sans plan d'ensemble préalable.

C'est le cœur navré qu'on entre à l'infirmerie, basse, humide, encombrée, garnie de chaises percées. Affreux séjour, propre à tomber au premier moment sous le marteau, et qui aurait dû être vingt fois remplacé — avant le pensionnat, charmant sans doute, destiné à produire des bénéfices, à aider peut-être aux réformes — mais qui a coûté d'énormes dépenses.

L'idée qui préside à la création d'une classe supérieure dans les Asiles est certainement féconde, tant au point de vue moral qu'au point de vue économique. Le riche paie pour le pauvre, le prêt s'exerce selon la morale, la société des malades entière profite ; et l'on se permet, par des gains individuels honnêtes, de faire face aux frais généraux. Toutefois, dans les cas d'urgence, et lorsque le revenu n'est pas immédiat, c'est quelquefois pécher contre la charité que de se livrer à pareilles spéculations. Au plus pressé les secours.

En général : les préaux sont trop étroits, les clôtures élevées, l'air, la vue, la lumière insuffisants, les lieux d'aisance incommodes, mal construits, difficiles à maintenir propres. Le terrain ne manque pas... sept hectares. Le réfectoire sert souvent de salle de réunion. Le régime culinaire laisse à désirer : peu de viande, beaucoup de légumes. Partant : trop de Gâteux (1 sur 27) ; trop d'Agités (1 sur 9) ; trop de Turbulents (une quarantaine) ; une proportion de décès entre 9 et 10 sur 100.

Je n'ose parler des cellules !!!.....

Nous répéterons ici ce que nous avons déjà écrit plusieurs fois : la Folie repose essentiellement sur une névrose qui, à la longue, épuise les forces. En conséquence : les personnes atteintes de cette Affection doivent user d'une bonne table, surtout si, comme il arrive dans les Asiles, elles ont été pressurées par la misère et le chagrin. Une alimentation pauvre ou défectueuse entraîne inévitablement à sa suite le marasme, la pellagre, la diarrhée, le scorbut, le ptyalisme, l'excitation permanente..... expressions symptomatiques d'une cachexie spéciale au délire chronique.

Si vous voulez avoir peu d'Agités, nourrissez bien vos malades ; si vous voulez avoir peu de morts, nourrissez bien vos malades ; si vous voulez avoir beaucoup de Sorties, nourrissez bien vos malades. J'ajouterai : et ayez suffisamment de préposés.

Par exemple, je suis le premier à reconnaître les efforts tentés par les gens estimables qui dirigent l'Etablissement. Le prix de journée est de 1 franc, il dépassera bientôt ce chiffre. Le travail sédentaire est organisé sur une vaste échelle; et tout donne à présumer que MM. Levilain et Marquiset ne tarderont pas à obtenir le développement agricole, si nécessaire aux hommes, par l'achat d'un domaine voisin. Un pécule de 7 centimes et demie par jour est alloué à chaque travailleur.

Saint Léonard, dont Esquirol n'a pas fait l'éloge (1), se trouve dans des conditions déplorables. Ses *desiderata* sont nombreux. Plusieurs appellent de prompts remèdes. Pourtant, il a opéré une foule d'améliorations et marche au progrès. Enfin, l'harmonie règne entre les chefs de service; ce qui ne contribuera pas peu, avec l'appui des inspecteurs généraux, à coopérer à sa régénération.

(1) *Des maladies mentales.* Tome II. Page 456.

BORDEAUX.

Il est des Institutions, comme des hommes, qui gagnent à être connues. Celle dont nous allons parler est du nombre.

J'ai été surpris d'y rencontrer beaucoup de bien, en ayant entendu dire assez de mal. Les pauvres ouvriers, dit le proverbe, n'ont jamais de bons outils. Mais ceux qui savent se servir d'outils défectueux, sont rares et dignes d'éloges. On jugera de la justesse de notre allusion, en comparant l'instrument avec les œuvres.

Aucun Etablissement, peut-être, n'a éprouvé de vicissitudes aussi fréquentes que ce qui constitue l'Asile de Bordeaux. Il date de 1551. Hôpital de la contagion ou de pestiférés d'abord, il recueillit les mendiants au début du XVIIe siècle. En 1622, on y soigna des soldats infirmes. Vingt-deux ans plus tard, les captifs rachetés y recevaient le couvert. A la fin de 1600, on y aurait écroué les vagabonds. Par lettres-patentes de 1757, le roi autorisa sa conversion en maison de correction, pour les filles de mauvaise vie et les vénériennes. Cette demeure fut, ensuite, le refuge des filles repentantes. La Révolution de 1789, ayant mis ces dernières en liberté, les remplaça par des détenues auxquelles furent mêlées quelques démentes, s'élevant déjà à 24 en 1792. Les Aliénés formant le plus faible contingent de l'effectif, l'Administration demanda leur transfert à Cadillac, afin de disposer d'un local complet. Cette proposition fut rejetée : le chiffre des Insensés s'accrut, et devint de 37. En 1803, les Enfants trouvés, l'Hôtel de Ville, le fort de Hà se débarrassèrent de leurs Fous au profit du *Couvent de force* (c'était son nom).

Il y avait donc là deux hôpitaux régis par une Commission, surveillés par des Sœurs, munis d'une double comptabilité. Cet état de choses dura jusqu'en 1809, époque à laquelle les prisonniers furent transportés à Agen, siége de réclusion.

La gestion, cependant, continuait la même, lorsque le 30 juin 1841, les hospices cédèrent le gouvernement à un directeur. Depuis, l'Asile de Bordeaux a subi des transformations successives, sous l'impulsion de MM. BARROUX, MARQUISET, et GUIGNARD qui s'est installé sous d'heureux auspices.

La disposition des bâtiments, sans idée doctrinale préalable, et que l'on a cherché à régulariser en formant deux rectangles concentriques tronqués sur un côté.... l'enclavement qui s'oppose à toute extension, autre que dans la région orientale.... le voisinage du faubourg Saint-Jean au sud-est de la ville.... la tristesse de l'entrée au fond d'une sorte de cul-de-sac... l'impossibilité de la culture.... l'absence d'une division d'Agitées, forçant à les confondre le jour avec les Turbulentes et à les disperser la nuit dans trois locaux.... un quartier de semi-paisibles tellement fragmenté que la surveillance en est impossible... l'existence de trois quartiers cellulaires et de cellules dallées avec lieux béants.... l'encombrement général, particulier aux Malpropres... trop de préaux, sans vue ni ventilation... Tel était l'ensemble des fâcheuses conditions, qui valurent à cet Etablissement d'être critiqué.

D'autres, en face de la situation, eussent pu se décourager. Nos confrères se sont sentis. Une foule d'améliorations ont été introduites, et se préparent. Grâce à eux les eaux arrivent en abondance du Caillau, les classifications s'organisent, la restriction des camisoles s'opère, l'encombrement diminue, de jolis dortoirs se créent, un riant jardin s'élève à l'intérieur, le travail fonctionne dans divers ateliers; des pensionnats bien pourvus font oublier certaines sections, et associer aux projets de réformes radicales que méditent et appellent de tous leurs vœux les hommes distingués qui les dirigent.

Il existait, au 1er janvier 1862, 415 aliénées; 106 sont entrées pendant l'année. Sur ce total de 521 malades, la statistique constate: 51 guérisons et 30 décès. Il est vrai que cette année a été très-favorable. Mais en admettant ces chiffres ramenés à

6

leurs proportions annuelles, il n'en reste pas moins acquis qu'on sort beaucoup et meurt peu.

Ce résultat s'accorde, du reste, avec la marche ascendante de la phase actuelle. Les morts par Affection du tube digestif avaient toujours été fort communes; si nous nous reportons aux Rapports antérieurs, soit de M. Revolat, soit de M. Bazin. Ainsi: de 1844 à 1853, la statistique reconnaît cette prédominance, en accusant 124 décès de cette nature, et 93 seulement par les centres nerveux. Il y a quelques années, on avouait encore ce honteux surcroît. Le Rapport de 1863 n'annonce plus que 3 décès par suite de diarrhée chronique, et les maladies abdominales qu'après celles du cerveau et des poumons. Succès qui n'étonne point, lorsqu'on parcourt les feuilles de régime. Deux d'entr'elles, prises au hasard, et de deux années différentes, m'ont convaincu de la distribution d'une nourriture riche et variée.

Aussi, l'État-major est bien composé. Le médecin en chef, M. Bazin, est un praticien de grand savoir; au mieux secondé par M. Dubrau, qui, dans sa sphère, a pris place parmi les plus honorables. M. Bitot, inspecteur du contentieux, touche les appointements d'un médecin en chef. M. Fauré, le pharmacien, est chimiste habile. Les Religieuses, de la Congrégation de Nevers, au nombre de dix-neuf, maintiennent, comme au temps d'Esquirol « l'ordre, la propreté; et loin d'abuser des moyens de répression, aident à faire régner la douceur, la bienfaisance, et l'humanité. »

L'esprit de progrès se constate, d'ailleurs, par l'exercice de la musique et la création d'une école élémentaire. Quant au personnel des infirmières, au nombre de 38, il suffit amplement aux besoins disciplinaires et hospitaliers.

L'arrondissement de Bordeaux fournit, à lui seul, près de trois fois autant que les cinq autres réunis de la Gironde. Là, comme ailleurs, le célibat et le veuvage prédisposent à la folie.

Là, comme ailleurs, les chances de guérisons deviennent exceptionnelles. Là, comme ailleurs, les paralytiques augmentent, dans une progression déplorable (1 sur 7), ajoutant d'année en année à la somme des incurables. On compte une vingtaines de Gâteuses.

Notre collègue se plaint de ce qu'il y a impossibilité matérielle d'obtenir des renseignements commémoratifs. Nous sommes surpris que l'autorité n'ait pas adopté une pratique, usitée aujourd'hui partout; en déposant, dans chaque commune, un questionnaire rempli par le médecin de la localité et destiné à instruire le traitement.

CASTEL-D'ANDORTE.

A une demi-heure de Bordeaux, près d'une grande route, sur un terrain légèrement exhaussé, s'élève l'établissement de M. Des Maisons, fondé en 1845 par un élève d'Esquirol. Un beau parc, un air pur, des eaux abondantes, un sol sec, une bonne orientation... toutes les exigences de l'hygiène satisfaites. Les bâtiments sont disposés pour le classement méthodique des malades ; les chambres, très-simples d'ailleurs, dans le meilleur état de propreté. Les moindres détails ont été l'objet d'une attention scrupuleuse, et témoignent des connaissances pratiques de son directeur.

La moyenne annuelle des Pensionnaires traités est de 60.

Je dois à la vérité de dire que je n'ai jamais, à mon vif regret, visité la localité. Cette petite note est le résumé d'une analyse bibliographique d'une incontestable véracité, puisqu'elle est signée Chambert (1). L'honorabilité de notre collègue et sa position scientifique ne m'auraient pas permis d'effleurer le seuil de sa porte sans la signaler.

La Gironde manquait d'une maison spéciale de santé pour les riches. Celle du docteur Des Maisons répondait à un besoin. Félicitons-le d'avoir si bien compris sa tâche. Il serait à désirer que les médecins d'Asile privé fussent inspirés de la même pensée, en choisissant pour leur création un site pareil, à distance de la ville.

Cet exemple, qui vient d'être suivi par Mlle Lartigue, à Morangis (Seine-et-Oise), pour le traitement des dames et des enfants, aura, nous n'en doutons point, des imitateurs.

(1) Rapport sur l'Etablissement du Castel-d'Andorte, compte-rendu par le Dr J. Chambert. *Annales méd. psychol*, 1848. Tome xi, page 300 et suiv.

Réflexions de M. Campagne.

Monsieur et cher Collègue,

Permettez-moi de vous adresser quelques observations, au sujet de votre notice sur Montdevergues, si flatteuse pour moi, et si intéressante pour tous.

Vos souvenirs vous ont trompé en deux ou trois pôints, sur lesquels je ne m'arrêterai pas ; pour arriver au plus tôt à l'objet principal de cette lettre : *Les cours d'Agités ont une vue assez étendue, elles sont communes à toute la catégorie, les infirmeries se trouvent au premier étage.* Ceci a peu d'importance.

Mais, vous nous reprochez le luxe !

Et d'abord : les tapis, que vous considérez comme superflus sont indispensables ; en ce qu'ils épargnent le cirage et le travail d'entretien, garantissent le parquet, produisent en définitive, une économie réelle.

Quant à l'effet moral, veuillez remarquer que dans un quartier composé de 50 malades au plus, le chiffre d'Aliénés susceptibles d'être renvoyés chez eux, et, exposés à éprouver l'influence fâcheuse d'un confortable accoutumé, s'élève à 7 ou 8 par section. Encore, ce résultat, que vous craignez, est-il fort problématique ; attendu que le convalescent qui sort de l'Asile est trop heureux de sa liberté, pour songer à regretter des habitudes de bien-être. Votre critique ne s'applique, donc, qu'à la plus faible partie de la population ; la majorité étant composée généralement, d'incurables, d'individus entraînés à l'incurie, la malpropreté, la démence.

Or, dans ce cas même, avons-nous tort ? Tout ce qui peut ralentir ou arrêter le cours de ces tendances, relever le caractère, cultiver l'esprit, est impérieusement réclamé par l'indication thérapeutique. Le nombre de nos ressources n'est déjà pas si grand, qu'on doive les restreindre.

La question financière n'est pas moins à l'abri. Quand on prend pour point de départ l'étude de l'Aliéné, et pour but sa cure, on est sûr de marcher droit dans le chemin de la raison ; par conséquent, d'employer sagement les deniers publics.

Quoi qu'il en soit, je vous offre mes remerciments personnels, et attends avec impatience la suite de votre ouvrage.

Dr CAMPAGNE.

Montdevergues, le 2 novembre 1862.

A propos de Dôle.

Les *Annales médico-psychologiques*, cahier de novembre 1863, page 425, ont inséré ce qui suit :

« M. Legrand du Saulle lit un rapport sur une brochure de
« M. Berthier ayant pour titre : *Excursions scientifiques dans*
« *les Asiles d'Aliénés.*

« M. Cerise demande si les appréciations de M. Berthier sont
« exactes en tous points, et si elles sont confirmées par d'au-
« tres témoignages.

« M. Marcé s'élève contre la description donnée de l'hôpital
« de Lyon, qu'il a visité dernièrement en détail avec M. Ar-
« thaud.

« M. Brière de Boismont ajoute son témoignage à celui de
« M. Marcé ; il déclare que le médecin a réalisé, depuis quelques
« années, toutes les améliorations possibles.

« M. Moreau (de Tours) trouve que dans un compte-rendu
« semblable, il faut peser le bon et le mauvais côté ; autre-
« ment, on écrit un pamphlet et non un rapport.

« M. Girard de Cailleux *affirme que M. Berthier, en regard*
« *des côtés défectueux des Asiles qu'il a visités, a signalé cons-*
« *tamment les choses bonnes et utiles ; mais pour ce qui est*
« *de l'Asile de Dôle, ce que M. Berthier en a dit est rigou-*
« *reusement vrai.* »

Plus loin, page 429 :

« M. Achille Foville a la parole, à l'occasion du procès-
« verbal. Dans le mal qui a été dit de l'Asile de Dôle, il y a
« beaucoup de vrai, dit-il ; mais M. Berthier s'est montré bien
« sévère. Je crois cependant qu'il n'est pas nécessaire de raser
« cet Asile, et qu'il peut être mis dans des conditions telles
« qu'il puisse vivre. C'est ce que je m'efforce de faire, en ce
« moment. Depuis trois ans, la mortalité a diminué dans des

« proportions avantageuses ; elle a été ramenée de 33 pour 100
« à 9 pour 100 ; elle est aujourd'hui de 9 pour 100 de la popu-
« lation moyenne, ou 7 pour 100 des malades traités. Il y a
« des Asiles favorisés, où il n'y a que 3 à 4 pour 100 de morta-
« lité ; ceci dépend beaucoup du nombre des paralysés généraux.
« Il faut raser une partie de l'Asile de Dôle pour en conserver
« l'autre, telle est ma conclusion. La publication de M. BERTHIER
« a été faite, sur des notes antérieures d'un an à dix-huit
« mois à l'époque où il a livré sa brochure à l'impression.

« MM. DELASIAUVE et GIRARD DE CAILLEUX observent que M. BER-
« THIER eût certainement tenu compte des améliorations réali-
« sées par M. FOVILLE, mais que son travail était exact à l'é-
« poque où il a visité l'Asile de Dôle. »

Assistant, j'aurais répondu :

« MM. DE LASIAUVE et GIRARD DE CAILLEUX, ont si bien rendu
« ma pensée, que je n'ajouterai rien. Les notes, prises sur les
« lieux, en présence de cicérone, ont été rédigées aussitôt ; et
« publiées peu après dans un journal de Paris, avec l'assenti-
« ment du docteur VÉRON qui les déclara très-véridiques. Si
« j'ai été induit en erreur sur certaines parties intimes, c'est
« qu'un motif de délicatesse m'obligeait à m'en rapporter aux
« renseignements. Les seules erreurs ici rectifiables sont celles :
« de la date de la transformation du Dépôt, opérée en 1836 ;
« celle relative à la mort de Fornasari, qui n'a jamais été atta-
« ché à l'Etablissement. »

Un' mot sur Lyon.

MM. Marcé et Brière de Boismont se sont récrié contre ma description. Elle a été lue, avant l'impression, par des confrères qui, ayant habité l'hospice en qualité d'internes, ont unanimement reconnu les vices signalés. On ne peut y retrancher. Le présent n'efface point le passé. De ce qu'un mal est pallié, s'ensuit-il qu'il a cessé, ou qu'il n'a point existé? En constatant, à mon tour, que « le médecin y a réalisé toutes « les améliorations possibles, » j'en appelle au souvenir des contemporains, au jugement de l'opinion publique, qui ne cesse de demander, depuis longtemps, un Asile départemental pour le Rhône. Si, cependant, ces estimables confrères persistent à défendre l'Antiquaille, je ne riposterai pas; de peur d'être obligé à de pénibles révélations.

Un jour, le docteur Biffi crut pouvoir se permettre, dans un mémoire intitulé « *Considérations sur quelques hospices d'Aliénés de la France* » de vertes critiques sur ceux de Paris. M. Moreau, chargé de l'analyse, répondit : « La Salpêtrière et « Bicêtre, la Salpêtrière surtout, ne laissent rien, ou très-peu « à désirer ; au point de vue des conditions exigées pour le « traitement des maladies mentales, etc. Le médecin n'y manque « absolument de rien pour assurer, le succès d'un traitement « bien entendu, etc. Il y a, pour les émigrants, quelques chances « de plus que pour ceux qui restent. etc. (1). » Le Préfet de la Seine et ses architectes sont en train de nous fournir la réplique.

En 1844, M. U. Trélat publie un mémoire sur l'*Envoi de quatre cents Aliénés de Bicêtre et de la Salpêtrière*, concluant

(1) *Annales médico-psycholog.*, 1856. pages 380 1-2 passim.

que cette mesure « améliore la condition de ceux qui restent, fait renaître quelques chances de guérison, ou au moins d'amélioration pour ceux qui s'éloignent (1). » En 1863, paraît un livre intitulé : « *Etudes pratiques des maladies nerveuses et mentales*, » où M. Girard de Cailleux prouve péremptoirement « le résultat fâcheux des translations (2). »

Quot capitum vivunt, totidem studiorum millia.
(Horace. Satire iv, Livre 1).

Pour contenter tout le monde, il faudrait se résigner au rôle de panégyriste, et il nous répugne.

(1) *Annales médico-psychologiques* de 1844. Tome iv, pages 886-7.
(2) *Op. citat.* Page 229.

Lettre de M. Combes.

Mon cher Confrère,

Partons de ce point que je vous emprunte : *L'Asile de Rodez a besoin, pour être connu, d'être longuement étudié.* Or, votre passage, parmi nous, a été, à mon regret, trop rapide. Quelques heures, seulement, nous ont été consacrées. Il en devait résulter quelques méprises dans vos notes. Quelques éclaircissements et rectifications me semblent nécessaires. D'abord un mot général.

Vous reprochez à l'administration supérieure de l'Aveyron, d'avoir trop abandonné l'érection de son Asile à des gens étrangers à notre art; de n'avoir abouti, après 26 ans d'efforts et de prodigalités, qu'à construire un établissement inachevé et défectueux.

Prodigalité, oui; incontestablement. Défectuosité, peut-être; car certains vices, par vous signalés, n'en seraient pas pour tous. Mais, croyez-vous qu'il eût été facile de posséder, il y a 30 ans, sur les lieux, un aliéniste capable de présider à cette création ? Vous m'accorderez, certainement, qu'alors, la spécialité, quoiqu'ayant d'illustres représentants, n'était ni constituée, ni développée comme elle l'est. N'avait-on pas fait, d'ailleurs, le possible; puisqu'on avait confié l'œuvre à Boissonnade, architecte de mérite, que Esquirol, Ferrus, M. Parchappe avaient successivement prêté l'appui de leurs lumières? Et si, le département a présumé de ses forces, est-on bien venu à s'en plaindre ?

Maintenant, aux détails.

Cinquante-trois mille francs de nivellement.

J'ignore quelles circonstances ont décidé le choix du local.

Le nivellement du plan d'assiette actuel est une conséquence inévitable. On avait à s'abriter des regards voisins. D'autres part : il fallait extraire une veine de schiste quartzeux qui traversait la cour centrale. Malgré cela, cette dépense doit être diminuée des bénéfices ultérieurs. L'humus, rejeté latéralement, est venu augmenter d'environ huit mille francs la valeur de nos jardins. Une vaste cave et une profonde citerne, creusées dans le roc, peuvent être estimées dix mille francs. Enfin, plus de dix mille francs de pierres, provenant des fouilles, ont été employées.

Dix mille francs de fer bardent la chapelle.

Ils sont la conséquence d'un changement apporté au plan primitif, alors que le travail était assez avancé ; changement préférable à une démolition plus coûteuse.

Les pavillons des Agités et Epileptiques sont unis à la chapelle.

Je ne crains nullement que le recueillement du saint lieu ait à souffrir de ce voisinage. Tout fait présumer que les sons, émanés de ces quartiers, ne se propageront guères que du côté opposé. Il sera même facile d'établir plus tard, à peu de frais, des tribunes isolées, d'où les Epileptiques pourront assister aux offices religieux, sans quitter leur domicile.

Voûtes en maçonneries sous les quartiers.

La cave à vin, seule, au bâtiment central, est dans ce cas ; ce que vous avez pris, ailleurs, pour telles, sont des murs de refend percés, sur le même axe, de portes cintrées. L'erreur était facile.

Cellules au nombre de 60, non compris celles de la section des Agités.

Il y a, en effet, 60 compartiments cellulaires ; mais il s'en faut de beaucoup que tous soient des cellules dans l'acception du mot. 3 sont destinées aux bains, 16 occupées par des préposés, 8 transformées en chambrettes. Et quand le pavillon neuf des Turbulents sera terminé, des 32 qui restent, les 2/3 disparaîtront, pour faire place à des offices et à des dortoirs.

Cellules froides et soustraites à l'inspection.

8 seulement, de celles exposées au nord, peuvent être réputées froides. Qnant à la surveillance, elle s'exerce au moyen de guichets ; où elle ne peut être assez directe, il n'y a souvent personne.

Les latrines sont infectes.

Il est vrai. Mais ce n'est point irrémédiable. Celles du premier étage seront prochainement supprimées, comme inutiles.

Dissémination des salles de bains.

L'Asile de Rodez, par le groupement resserré de ses pavillons, est celui où ce système serait le mieux indiqué, le plus facilement défendu. J'ai trouvé cette dissémination insuffisante ; et j'ai réclamé, obtenu qu'on la doublât. Il me paraît impossible de marier ensemble, sous le couvercle de la baignoire, des éléments disparates : pensionnaires riches et pauvres, propres, agités et gâteux.

Cour de Déments humide et étroite.

Elle est humide, comme le reste, quand il pleut : étroite, relativement à sa population ; mais, elle possède une galerie couverte, précieuse, malgré ses énormes colonnes de pierre.

Le logement de l'Interne.

Il sera séparé du dépôt des morts par l'église et la menuiserie, placé à une certaine distance des Turbulents.

Je me résume :

Notre Etablissement n'est ni parfait, ni complet. Il peut, avec le temps et les modifications, devenir une très-bonne institution. Tel qu'il est, il fournit, déjà, de jolis résultats. N'oublions pas d'ajouter qu'il doit beaucoup à mes honorables prédécesseurs, MM. CHAMBERT, DU GRAND-LAUNAY, DU MOTTEY, à qui je suis heureux de pouvoir rendre ici un très-juste hommage.

Je regrette, mon cher Confrère, d'avoir été entraîné aussi loin dans un entretien, qui restera la preuve de l'intérêt et de l'importance attachés à votre travail. Il me paraît bien propre à consolider une sorte de libre échange en matière d'idées en général, et d'Asiles en particulier.

Vous avez été inspiré par l'amour du bien, et par le désir de réhabiliter la spécialité. Je vous en remercie pour moi, et pour tous les nôtres.

COMBES-VALÉRY.

Rodez, ce 20 janvier 1863.

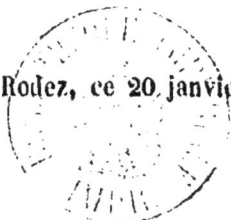

TABLE DES MATIÈRES.

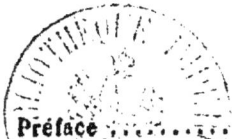

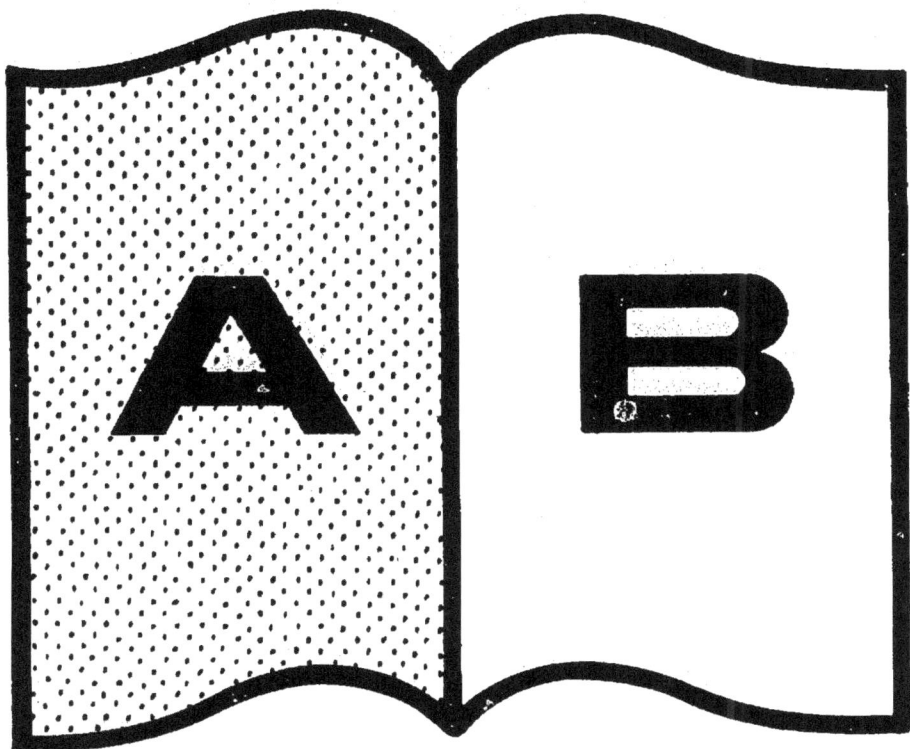

Contraste insuffisant

NF Z 43-120-14

www.ingramcontent.com/pod-product-compliance
Lightning Source LLC
Chambersburg PA
CBHW060625200326

41521CB00007B/893